精神科医が教えない「プチ強迫性障害」という「幸せ」

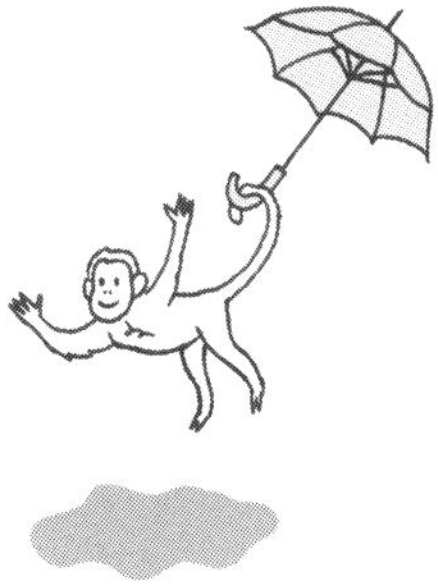

双葉社

はじめに

気になって仕方がない、心配でじっとしていられない――。

たとえば、財布など何か大事な物を落としたような気がして、カバンをひっくり返して探した、あるいは、海外旅行中にパスポートや飛行機のチケットを落としたり忘れたりしていないか、気になって繰り返し確認した…そんな経験はないでしょうか？　このような経験がまったくない方はいないのではないでしょうか。筆者の私にも経験があります。

実際に、こうした心配に駆られる経験があるという人はかなり多いようです。広島大学准教授の杉浦義典氏らが一般の大学生４００人余りを対象にした研究では、このような経験がそれなりの頻度で「ある」と答えた人が少なくとも5割程度は存在すると報告されています。私たちは、実は万が一のあれこれを割とよく気にしながら生きているのです。

財布のように大事な物を失うと、社会生活が脅《おびや》かされます。万が一のことを考えると、探してしまいますよね。また、パスポートもチケットも、海外旅行においては命綱です。慣れない海外では、持っていないと旅行がメチャクチャになりかねません。

この他にも、大事な書類、大事な薬、鍵閉め、戸締まり…などなど、「万が一のこと」

を心配してじっとしていられなくなる場面は日常生活の至る所にあります。

　特に最近では、いわゆる２０２０年からのコロナ禍を経て、不安になりやすい人が増えているようです。ウィルスという「見えない脅威」に晒されて、みなさんリスクの感度が高まっているようです。私のカウンセリングでも、「何をどこまで心配したらいいんだろう…」と苦悩する方が増えているような印象があります。


　「万が一を気にする」という現象が心理学の研究対象になるのは、そのことで悩む人が多いからです。何かと気になることが多いと疲れます。心配は心の痛みを伴いますので、気持ちも重たくなります。ただ、そこまでならよくあることですから、特に大きな問題ではありません。

　しかし、たとえば同じことを執拗に確認したり、なんの役にも立たない行為にこだわったりするなど、その**心配を払拭するために、余計な「儀式」を繰り返すようになる**人もいます。そうなると、もっと大変です。「儀式」に追われて本来するべきだったことができなくなってしまい、それによって有用な結果が伴わないだけでなく、逆になんらかの損失やリスクを招くこともあります。

ここまで深刻化することを精神医学では「強迫性障害」と呼びます。あまり知られていない名前ではありますが、私たち人類はみんな、強迫性障害に陥る心と脳のメカニズムを標準装備として搭載しています。誰でも強迫性障害になり得るのです。

でもご安心ください。「障害」とつくとなんだか重大な「病気」のように思えますが、実は大丈夫です。強迫性障害の心理学的、脳科学的なメカニズムは科学的にすべて解明されており、正しいステップを踏む必要はありますが、やめようと思えばすぐにやめられるものなのです。怖がる必要はまったくありません。

それに、心に無駄はありません。私たちの心も適者生存の原理が支配する進化の産物です。その歴史の中では、無駄な何かを備えた生き物はどんどん淘汰されて絶滅しました。したがって**医学では「障害」と呼ばれているものでも、何かに役立つから私たちの心に搭載されている**ものなのです。そのメカニズムを理解して上手に使えば、強迫性障害はもはや障害ではありません。むしろ、私たちを幸せに導くものになる場合もあるのです。

本書では、ここ最近増えてきたといわれている強迫性障害の「本当のところ」を解説していきたいと思います。そして、そこに隠されている「人生の意味」を紹介しましょう。

実は日本人の遺伝傾向から考えると、あなたの中の「プチ強迫性障害」が「幸せへの近道」になることも多いのです。さあ、一緒に見ていきましょう！

精神科医が教えない「プチ強迫性障害」という「幸せ」——目次

第1部

「気になってやめられない」プチ強迫性障害への理解

この第1部では、強迫性障害、プチ強迫性障害の世界へとあなたをお連れしましょう。

突然ですが、あなたは不安や心配に囚われた経験はありませんか？　唐突に聞かれると、驚かれるかもしれません。ですが、お許しください。読者のみなさまに心の本質をお伝えするための質問です。

先に紹介した研究のように、心配に囚われた経験がまったくないという人はほとんどいません。その詳しいメカニズムは第2部でお伝えしますが、心の本質の一つはリスクのセンサーとリスクのデータベースです。なので、私たちは些細なことで「∞（無限大）の不安」に駆り立てられるのです。

たとえば、「あるウィルスに感染すると0・01％の確率で亡くなる人がいます」と言われたとします。あなたはこのウィルスへの感染を気にせずにいられるでしょうか？「0・01％」は「10000人に1人」。滅多に感染しないものといえますが、文字通り「万に一つ」でもなかなか無視できませんよね。実は私たちの心と脳は僅かなリスクに対して、不安をどんどん作り出す「不安製造機」のようなものなのです。

では、私たちに搭載された不安製造機がどんな不安を作り、私たちをどんな世界に誘うのでしょうか。その答えの一つが多彩な強迫性障害、プチ強迫性障害の世界です。不安製造機は、いい意味でも悪い意味でも世界の見え方にさまざまな彩りを加えます。中にはあっと驚くような新鮮な世界もあることでしょう。また、あなた自身のことだと感じるものや、あなたの周りにも意外と多いかも…と感じるものもあるでしょう。それくらい強迫性障害の世界は幅広いのです。

次のページからは、その魅惑の（?）世界が広がっています。それでは、ご一緒に参りましょう!

第1章　強迫性障害を知る

この章では、あなたを強迫性障害の世界へとお連れします。強迫性障害は進化論的にいうと、心が周りの環境を認識して、より有利に立ち回るために獲得したものです。人類の祖先は弱い生き物だったので、心配や不安が強いほうが有利でした。リスクを過大評価して、それ避けるようにすれば、生き残って子孫を残せる確率が高まるからです。心配や不安が「人間関係」や「自己評価」などに反映される人もいますが、そうではなく、「僅かなリスクの認識」とそのリスクへの「対応」に反映される人もいます。後者にあたるのが強迫性障害です。

リスクを過大評価するわけですから、現実を正しく認識しているわけではありません。

心の中では認識がすべてなので、場合によっては現実とはほど遠い世界を体験することになります。そうなると、実際にはほとんど役に立たない非合理的な行動が増えてしまうこともあります。

強迫性障害とはこのように「過大評価されたリスク」への対応に忙しくなりすぎて、認識を現実的に修正することと、行動の合理的な評価ができなくなっている状態です。そのためこの障害を抱える人たちの心の中では、多くの人が思いもしないような心配や不安に満ちた世界が展開しているのです。いったいどんな世界が広がっているのでしょうか…。どうぞ読み進めて、その独特な世界を体験してください!!

①強迫性障害とは

強迫性障害（Obsessive-Compulsive Disorder：通称ＯＣＤ）は、**不安や心配を生み出す考え（強迫観念）が頭から離れず、その不安や心配を払拭するために、「儀式」といえ**

るようなある行為（強迫行為）を何度も繰り返してしまうという病理のことです。これは強迫症と呼ばれることもあり、かつては強迫神経症などとも呼ばれたこともあります。不安との関連が強いので不安障害（不安神経症・不安症）の一つとされていた時代もありました。

ただ、現代の診断基準（ＤＳＭ５）では強迫性障害は不安障害に分類されていません。そのあたりのことを少し詳しく紹介しましょう。

現在のところ、不安障害には主に不安と恐怖に悩まされるものが分類されています。たとえば、病気や薬物など複合的な要因で全般的に不安が高まる全般不安症、特定の何かと恐怖が連動した極限性恐怖症、「脳の警報機」の誤作動とされるパニック発作を経験することでパニック発作の再発を恐れて行動が制限されるパニック障害（パニック症）、社交の場で人から悪く見立てることを恐れる社交恐怖症、公共交通への搭乗中など不安に襲われても逃げられない、または助けてもらえない状況を恐れる広場恐怖症、自分を安心させて落ち着かせてくれる人との離別で不安状態に陥る分離不安、などが分類されています。

強迫性障害も不安との関連が強いのですが、なぜ不安障害から外れて別カテゴリーになったのでしょうか？

それは、単に不安が強くなるだけの問題ではなく、**強迫性障害では行動が非合理的になってしまう**からです。

その原因はすでに明らかで、私たちのご先祖が身を守るために獲得したリスクを過大評価する心と脳のシステムが機能しすぎた結果として生じています。他の不安障害とは背景にあるメカニズムが異なるので、別カテゴリーになったのです。

また、ストレスが背景にある適応障害や激しい気分の浮き沈みに悩む気分障害などとも別のものです。したがって、他の精神病理と併存している場合もあります。

では、どれくらいの人が強迫性障害に陥るのでしょうか？　医学的な診断レベルでは、生涯罹患率（有病率）は全人口の２％前後といわれています。２％というと少ないと思われるかもしれませんが、世界で億単位の人がこの病理を抱えていると考えたら決して他人事ではありません。さらに、心配や不安が高まるコロナウィルスの脅威を経験した昨今では、その数はもっと増えていくと考えられます。決して無視できない問題です。

強迫性障害は、このあと紹介するように心理的にも時間的にも大きな負担になり、その中で焦りと不安が心の痛みを生み出します。心の痛みに疲れ果ててしまうと、私たちの多くはうつ病に陥ります。うつ病は自殺リスクと隣り合わせのかなり危険な精神疾患です。

身を守るために獲得したリスクを過大評価するシステムが自殺リスクを引き上げるのです。〝死〟という最大の不安や心配を払拭するために強迫行為をしてしまうのが強迫性障害なのですが、その不安や心配が大きくなりすぎて心の痛みに耐えかねると、今度はその〝死の恐怖〟を払拭するために死を選びたくなってしまうというわけです。なんとも皮肉な話ですが、実際、強迫性障害とうつ病の合併率はかなり高く、強迫性障害の人の7割程度がうつ病を併発しているのです。

仮にうつ病に陥るほど心の痛みに至らないとしても、安心してはいけません。なぜなら、強迫性障害の入り口である「強迫観念」の体験率は全人口のほぼ100％です。心配をするのは誰にでもあることなのですが、不安製造機である私たちの心が暴走すると、誰もが強迫性障害に陥り得るのです。

あなたにもある？　出張前の確認地獄

では、強迫性障害に陥るとどうなるのか。その症状と日々の暮らしの実際を見ていきましょう。ここではわかりやすい症例として、仕事の出張で自宅を出る時に心配しすぎる方の例を紹介します。

　この方は前日に持ち物はちゃんとセットしてもろもろ準備をしていました。しかし、出かける時間が近づくにつれて「何か忘れているような気がする…」「万が一でも、大事な物を忘れたら大変だ！」と心配になります。そして、飛行機のチケット、出張先で使う資料…などなど、キャリーバッグをひっくり返して持ち物の確認に追われます。その中で非常用の携帯食を入れていなかったことに気づきました。「やっぱり確認して良かった‼」と一瞬ホッとして携帯食をキャリーバッグに入れます。

　時間はすでにギリギリ…。「時間的にヤバい！」と焦ることになります。「タクシーがうまく捕まれば間に合う！」と急いで身支度をして荷物を抱え、自宅の鍵を閉めました。そこで「さあ、出発！」となるはずでしたが、今度は湯沸かしポットの電源を抜いたかどうかが心配になります。「抜いたはず…」と思いますが、気が急《せ》いているせいか、今一つ自信がありません。

　ただ、飛行機に乗り遅れると大変です。そこでひとまずは「今はタクシー、今はタクシー‼」と言い聞かせながらなんとかタクシーを拾って乗り込みます。

　運転手に行き先を告げ、「これで飛行機に間に合う…」とホッとしたのも束の間、留守の間に空焚きのポットが煙を上げて火事になって…という心配が湧いてきます。この心配は家から離れるほど鮮明になって、心の中ではまるで今まさに火事が起こっているかのように感じられます。

やがて時計とにらめっこしながら「タクシーに自宅前で待っていてもらえば、引き返してもなんとか間に合う!!」と策を巡らせます。そして「飛行機がギリギリになっても火事を出すよりマシだ!!」と決断をして、「すみません、ちょっと引き返してもらえますか!?」と運転手に呼びかけます。タクシーを待たせてバタバタと自宅に戻り、ポットを確認すると、なんと電源は抜いてありました。

火事の心配は払拭されましたが、もはや一刻の猶予もありません！「急いでください!!」と運転手に訴えながら、「なんでこんなことに…」と思わず涙が流れてきます。

こんな時ほど道が混んでいたりするものです。結局は飛行機に間に合いませんでした。空港で途方に暮れながら、少しでも早く乗れる次の飛行機を探し、正規料金の高い航空券を購入し、関係先に予定通り伺えないというお詫びの連絡を入れて回ることになりました。

この方はなぜこのようになってしまったのでしょうか?

タラレバの話になりますが、「準備ＯＫ！」と予定通り出ていたらどうだったでしょう。

搭乗前のスキマ時間はラウンジでゆったり過ごし、予定通りに関係先を訪問できていたはずです。この方の場合、心配したことのメリット、デメリットのバランスはどちらに傾くでしょうか？　結果だけで考えると、キャリーバッグをひっくり返したのも、電気ポットの電源の確認に戻ったのも、ほとんど無駄でしかなく、たいしたメリットはありませんでした。その一方で、高い航空券を買い直すはめになったことや、遅刻して関係先の信用を失い、後々の仕事に悪い影響を与えることは大きなデメリットです。

この方の場合、心配を払拭することが最優先の目標になって本当の目的を見失っています。この**「心配払拭第一主義」が癖になって無駄な行為が繰り返される**ことこそが、専門的には「強迫性障害」と呼ばれるものなのです。

「障害」であると気づかない

強迫性障害について詳しくは後述しますが、「確認に追われる」というパターンだけでなく、「清潔にこだわる」、「祟りを恐れる」、などさまざまなパターンがあります。例に挙げた方のように、大事なところで「暮らし」や「予定」が障害されます。関係者や公私におけるパートナーにもなんらかの迷惑をかけます。このように、生活の質を大きく下げるリスクがある障害なのです。

軽い強迫性障害なら暮らしにはほとんど影響はないですし、暮らしも破綻しません。そのためほとんどの人が、これがある種の障害であると気づきません。出張前に確認にとりつかれた方も「なぜだろう…」と疑問に思いながらも、生活は破綻していないので気づいていないでしょう。このような状態を私は「診断未満だが生活の質低下のリスクが高い状態」と定義して「プチ強迫性障害」と呼んでいます。死ぬような問題ではないので、直ちになんとかしなければ…というものではありません。

ただ、強迫性障害については、私は正しく理解することをお勧めします。不安や心配の払拭行為は生活の質を大きく下げる一方で、大きな喜びをもたらします。たとえ無駄な行為であっても、それが気持ちよくなってしまうのです。その結果、まるで何かの依存症のように無駄な行為に取りつかれてしまうこともあります。また、第2部で詳述しますが、特に日本人は心配払拭第一主義が暴走しやすい民族的な特性を持っています。なので、その正体はきちんと理解しておいたほうがいいでしょう。

②強迫性障害アラカルト

まずは強迫性障害のさまざまなパターンを紹介しましょう。中には、あっと驚くものもあるかもしれません。強迫性障害は、それくらい多くのパターンがあるのです。

【パターン1　不潔強迫】

「バイ菌が繁殖しているのではないか？」「病気になるのではないか？」「不潔なものがついているのではないか？」という恐怖から、「汚い！」「まだ汚れている！」などの心配に囚われて、手洗い、洗濯、入浴、掃除などを日々盛大に繰り広げるのが不潔強迫です。ある意味で強迫性障害の代表的なパターンです。

人によって行動のパターンの細部は異なりますが、洗っても洗っても汚れているような気がして、長々と手洗いを続けるという「手洗い（洗浄）強迫」が代表的なものの一つです。これがエスカレートすると、手を洗うだけでなく手洗い前に触った蛇口にバイ菌がついていることを心配してしまうほどの強迫観念に苛《さいな》まれるケースもあります。

　バイ菌や病気を怖がるだけではなく、「臭くなるのではないか？」といった心配が発生する場合もあり、全身が汚れている気がして、トイレに行くごとにシャワーを浴びて…という方や、「外からの汚れを持ち込みたくない」という心理が働いて、帰宅後にすべて着替える方もいます。

　この心配からどんどん悪い方向への想像が膨らみすぎた結果、手洗い、除菌、掃除、洗濯などに追われるだけでなく、公衆トイレを使えない、ドアノブや電車やバスの手すりに触るのも怖い…となったりして外出もままならなくなるなど、清潔を追求するあまり生活が障害されてしまうのが、この不潔強迫の特徴です。

【パターン2　確認強迫】

　こちらも代表的なパターンといえるものの一つで、前節で例に挙げた出張前の確認地獄にハマった方もこのパターンです。

　確認して安心できると、まあまあ「気持ちいい」ですよね。そこで確認が癖になってしまうのです。チェックを繰り返し、「完璧！　よし、大丈夫!!」となれば最高です。ただし、その分だけ、自分が強迫性障害だという自覚を持ちにくくなります。

このパターンの厄介なところは、現代社会において確認すること自体は「良いこと」と捉えられていることです。確認する行為は「物事を想定通りに遂行する力」と極めて近いからです。また、あなたにも確認を疎《おろそ》かにして痛い思いをした経験があるのではないでしょうか？　筆者の私にもちょっとした確認不足で、痛い思いをした経験がたくさんあります。確認は物事を良い方向に進めるためには必要なことなのです。

その確認する行為が、確認強迫か遂行能力かを判断する分かれ目は、その確認に実効性があって他の問題を起こさないかどうかです。出張前の方は時間をロスし、結果的に飛行機に乗れなくなってしまいました。少なくともプチ強迫性障害だといえるでしょう。仮に、心配払拭行為を我慢して、時間と確認のどちらを優先するべきか落ち着いて判断できていたら強迫性障害とは考えにくいでしょう。つまり、その行為が確認強迫といえるかどうかは、確認のメリット、デメリットで分かれるものなのです。

【パターン3　情報漏えい強迫】

これは近年の高度な情報化によって生まれた比較的新しいタイプのパターンです。情報化社会の今日では「個人情報の漏えい」は怖いものです。もちろん、仕事上の機密事項は何があっても守るべきものですが、どこまでを個人情報とするかの境目は曖昧です。

たとえば、何かの明細やＡＴＭの現金出し入れの控えなど、みなさんはどのように捨てていますか？　そこにはある程度の個人情報が書かれていますが、大きな意味がないことがほとんどです。個人情報を不当に集めようとする不届き者にとっても、そのほとんどはゴミ箱をあさってまで欲しい情報ではないでしょう。ほとんどの人は単に丸めてポイッとされるでしょうし、用心深い人でも、マジックで塗りつぶす程度の対策が多いようです。

しかし、強迫性障害の方は「もしかしたら、大事な個人情報が書かれた紙くずがゴミ箱に交ざってしまっているかも…」と心配になってしまい、ゴミ箱をひっくり返して徹底的に確認します。このタイプの方には、「ネット上に自分の個人情報が漏れていないか」「会社の機密を漏らしていないか」と必要以上に心配する方もいます。漏れていないと安心できるまで、他の仕事を中断して確認をしてしまうこともあります。

【パターン4　縁起強迫】

「祝い事は仏滅の日を避ける」「靴は必ず右足から履く」「試験の前日には必ずトンカツを

食べる」「お墓の前の道を通るのは避ける」など、決められた縁起を担ぐ行為をしないと悪いことが起きそうな予感に囚われるのが縁起強迫です。もちろん、縁起を担ぐことは文化の一つですから、「願かけを楽しんでやっている」場合は縁起強迫ではありません。

私たちはこの世に起こる出来事のすべての因果律を知っているわけではありません。頑張っても報われないという苦労をしてきた人ほど、何かにすがりたくなるものです。縁起を大事にすることによって「これで大丈夫！」と安心できると、心に余裕ができて実際に物事がうまくいったりもします。縁起を守らずに、「これでいいのかな？」「バチが当たらないかな？」と心配になると、なんだかうまくいかない気がして本当にうまくいかなかった…という経験はみなさんもありますよね。縁起を担ぐことで安心が得られて、いろいろといい結果につながるのであれば決して悪くはありません。

しかし、「縁起を担がないと大変なことになる！」と本来の目的を見失って縁起にこだわり始めると、縁起強迫といわれる状態になります。たとえば、「縁起を担がなかったからもうダメだ！」と絶望的な気分になったりして、時間がない時や周りに迷惑がかかるような時でも、あくまでも縁起にこだわってしまうのがこのパターンの特徴です。

【パターン5　数についての強迫】

強迫性障害のパターンの中には数字に対して強いこだわりを持つものもあります。たとえば、縁起強迫の一種ですが、「縁起の良い数（7、5、3など）」にこだわる、「不吉な数（4や9、666など）」をとにかく避けたがる、といった形です。たとえば身の回りのものをすべて「7」で揃えないと気が済まない、または街中で「4」や「9」の数字に出くわしたら怖くなって、自宅に戻ったり遠回りしたり…といった事例もあります。

この他には、トイレに行った回数、寝返りの回数を数え続ける「数唱強迫」は、回数がわからなくなるとパニックを起こすこともあります。その数を覚えていることになんの意味があるのか、周りの人にはわかりません。ただ、本人は「正確に覚えていないと悪いことが起こる」という思いに囚われています。周りに説得されて、気にしないようにしようとすればするほど、逆に気になってしまう…という現象が起こることも。結果的に、眠れない、仕事が手につかないといった生活への悪影響が出始める場合もあります。

【パターン6　保存強迫】

「誤って大切な物を捨ててしまう」「捨てたら二度と手に入らない」「いつか必要になって

後悔する」などの心配から、物を捨てることが困難になるのが保存強迫です。多くは古新聞、古雑誌、古着、古い電子機器や家電などの不要品です。冷静な時は本人も不要かもしれない、捨てたほうがスッキリすると思う場合が多いようです。

ただ、いざ捨てる段階になると、先ほどのような心配が頭をかすめます。そこで安心するための行動として、「処分を保留する」という先送りを選択します。「捨てるのはいつでもできる」と思うことで安心できるのです。

この安心は理解できますが、これは「処分することで暮らしをスマートでより機能的にする」という決断を避けていることになります。言い換えれば、不便で非効率的な日々を受け入れるという犠牲を払ってまで、心配払拭第一主義を貫いてしまっているのです。

これと似た障害に、ゴミ屋敷などで有名になった「溜め込み症」があります。これもかつては保存強迫の一種と考えられていましたが、後の研究で強迫性障害とは別の心理的な障害とされるようになりました。これについては、第2章で詳しく解説します。

【パターン7　被害強迫・加害強迫】

たとえばバス待ちの行列で先頭になっている時、「誰かに押されてバスに轢《ひ》かれないだろうか？」と心配になることはありませんか？　ホームドアのない電車のホームでも同じように感じることがあるかもしれません。もちろん、あり得ない話ではないので最低限の注意は必要ですが、「絶対に先頭に立たないようにする」というレベルならプチ、「電車やバスはやむを得ない場合以外は絶対に使わない」というレベルだとやや重い被害強迫といえるでしょう。自分が誰かに被害を受けるリスクを心配するあまり、行動が制限されているからです。

一方で、同じ場面で加害者になることを恐れる加害強迫というものもあります。気がつかないうちに誰かを押してしまって、その方が運悪くバランスを崩してホームから転落…と考えると怖いですよね。このような心配に囚われて苦しんでしまうのが加害強迫です。加害強迫の場合は実際に危険な場所にいるわけではなくても、事故のニュースを見るだけでも「自分が加害者になってしまうのではないだろうか？」という心配が発動します。深く思いつめてしまうと、「他人を傷つけるぐらいならいっそ死のう…」と考えたり、子育て中の母親の事例では「子どもをバスから投げ捨ててしまうかも…」と思ってしまったりして苦しむような場合もあります。

【パターン8　不完全強迫】

たとえば張り紙を貼りつける時、左右ぴったり水平に貼りつけるのはなかなか難しい…と思うような経験はないでしょうか？　そんな時に、左右ぴったりにこだわって何度も貼り直してしまうのが不完全強迫です。

張り紙は書かれている内容を伝えるという情報伝達の手段に過ぎないので、1ミリ程度のズレは大きな問題になりません。気づかない人のほうが多いでしょう。しかし、この僅かなズレが「気持ち悪くて仕方がない！」「僅かな欠点でもすべてがダメになった気がする！」と、じっとしていられなくなってしまうのです。

自分だけで自分なりの完全を追求するだけならまだいいのですが、他の人にもそれを強要することがあります。多くの場合、かなりヒステリックな強要になります。仮に、親が子どもに、あるいは管理職が部下に強要するような場合、強要された人はかなりの心理的な負担を感じることになります。その結果、家庭であれば家族不和の原因に、組織であれば生産性の低下につながります。

一方、立場が下の人の場合は、周りが自分と同じように完璧を追求しないことが大きなストレスになります。このことで余裕をなくし、人との関係もギクシャクしてしまうことがあります。もちろん、完璧であることは悪いことではないのですが、人間関係や生産性まで犠牲にしてしまうようになると、強迫性障害のレベルになっているといえるでしょう。

【パターン9　不謹慎な性行為強迫】

「性的に不謹慎なことを考えてはいけない」と思えば思うほどそのことばかり考えてしまうのが、このタイプです。たとえば一緒に仕事をする異性に性的な魅力を感じて、「ついつい触ってしまいそう…」「好きになってしまいそう…」と思ってしまうとします。

そこで、「こんなことをすると罰を受ける！」と心配になって、「こんなことは考えてはいけない！」と、考えるのをやめようとします。しかし、人には思考抑制の皮肉過程（考えないようにしようとすればするほど考えてしまう現象）があるので、逆に考えてしまうのです。

考えてしまうことと実際に行為に移すことは別なのですが、「考えているとやってしまいそう…」と心配になると、もう大変です。頭の中は不謹慎な性行為をやってしまう連想一色になり、実際にやってしまった場合に起こり得る最悪の状況が次々と展開されて怖い思いをすることになるのです。

なお、この症状とは反対に、「性行為をしなければ」と強迫的に性行為をする「性行為強迫」もあります。この場合は「性行為をしなくなったら自己価値を失う」という不安が背景にあるようです。一種の「セックス依存症」とも考えられています。

【パターン10　仕事強迫（ワーカホリック）】

「もっと仕事をしないと大変なことになる」という不安から、仕事の手を止められないのが仕事強迫、いわゆるワーカホリックです。多くの場合、具体的な火急の仕事があるわけではないのですが、「とりあえず机に向かわなきゃ」「休日だけど、とりあえず仕事のメールはチェックしなきゃ」など、よく考えるとしなくてもいい「仕事的な行為」に駆り立てられます。

もちろん、「仕事は〝究極の暇つぶし〟」と位置づけている人や、仕事に生きがいを感じてイキイキと仕事をしている場合は必ずしも仕事強迫ではありません。この場合は、暇つぶしや生きがいという目的があるからです。でも、明確な目的も火急の用件もなく、「もっと仕事しないと…」という不安に駆られている場合は、仕事強迫なのです。

なお、就職氷河期世代の中には、なかなか仕事で評価されるチャンスに恵まれず、「もっと仕事しないと評価されなくなる、クビになる」という考え方を身につけてしまった方も少なくないようです。この考え方から仕事強迫になる場合もあるようです。

あらゆるパターンの共通点

ここまで強迫性障害のアラカルトを紹介しました。「あ、これ私のことだ！」と思ったものもあるかもしれません。実は筆者の私自身も、少なからず仕事強迫っぽいところがあります。

それでも、あなたが想像もしていなかった強迫性障害もあったのではないでしょうか。本当に豊かすぎるバリエーションでしたね。

ただ、「多彩ですよ！」と紹介してきた強迫性障害アラカルトですが、すべてに共通したところがあります。それは、心配払拭第一主義に心が支配されて、自覚が持ちにくいことです。ご覧のように、いずれのパターンでも生活はかなり障害されていました。なのに、なぜ、自覚を持ちにくいのでしょうか？　この謎は第2部でさらに詳しく解説しますが、ここでは「人生」という観点から、心配払拭第一主義の隠された大きなメリットを一つ紹介しましょう。

③強迫性障害は「人生の病」？

ここまで強迫性障害アラカルトを紹介してきましたが、すべてにおいて生活の質、いわゆるＱＯＬ（Quality of Life：クオリティオブライフ）が著しく下がっていたことを改めて思い出してください。日々の充実度や満足度が低くなるだけでなく、自尊心をも傷つけていましたね。

心配の払拭に追われて、バタバタ焦って動き回って、そこに残るのは多くの場合で徒労感、疲労感、そして虚しさです。自分らしさを失って、「こんなはずでは…」と切ない思いをすることになる人も多いと思います。

人はバカではありません。それに心に無駄はありません。完全に無意味なだけの行動は繰り返さないようにできています。それなのに、なぜ人は強迫性障害に陥ってしまうのでしょうか？

実は強迫性障害の心配払拭第一主義には、一つだけメリットがあります。それは一時的に不安や心配が軽減されるということです。心配の軽減は第三者が客観的に見ると、たいしたメリットには見えません。ただ、**ある心理学的な原理（損失回避バイアス：第2部参照）が働くと、不安の軽減が本人には大きなメリットのように感じられてしまう**のです。このメリットの罠にハマると、人は無駄な行為を繰り返してしまうのです。

あなたらしさが〝dis〟られている

ここで、少し「障害」という言葉の意味について考えてみましょう。

「障害」は「病気」ではありません。英語では「disorder」と書きます。「order（本来の適切な状態）」が「dis（非）」されている、という意味です。強迫性障害の場合は、不安に駆り立てられるあまり心配払拭第一主義に陥って、その人が本来するべきだったことができなくなることが問題です。言い換えれば、「その人らしさ」と言うべき本来の姿が障害されているのです。結果として人間関係や立場など社会生活が障害されてしまいます。

では、このことがどの程度の問題なのでしょうか？

「死ぬわけじゃない」と言われると確かにそうです。知的な能力や運動能力が大きく損なわれる…というわけでもありません。健康診断の結果にもまったく影響しません。何が問題なのか、本当に悩ましくなりますよね。

ただ、はたしてこの状態を「健康」といえるでしょうか？　健康というのは一種の価値観ですが、広く用いられているＷＨＯ（世界保健機関）の健康観を参考にすると、「肉体的にも、精神的にも、そして社会的にも、すべてが満たされた状態（日本ＷＨＯ協会訳）」とされています。「単に病気でない」というだけでは健康とはいえません。したがって、心配払拭のためにバタバタしている状態も「健康」ではないのです。

たとえプチであっても、強迫性障害は私たちを無駄な行為に導きます。人生とはあらゆる瞬間の積み重ねです。プチ強迫性障害に気づかないと、人生が無駄な行為に蝕まれてしまいます。強迫性障害は「生き方の病」「人生の病」ですので、正しく理解して、正しく付き合う必要があると覚えておいてください。

第2章 強迫性障害と「性格・気質」の違い

第1章では強迫性障害が生活やあなたらしさ、言い換えれば「人生」を障害するのと同時に「安心」というメリットも残すことを紹介しました。誰でも陥る可能性はあるのですが、すべての人がすべての強迫性障害に共感できるわけではありません。自分が陥っていない強迫性障害には共感できないことが多いのです。その結果、「なんとも不思議な人もいるものだ…」と考えてしまうことが多くなります。

しかし、強迫性障害を単に「…不思議な人」と括ってしまうのは、厳密に言うと間違っています。日本語では「…な人」と表現する時は性格などの個性と結びつけることが多いのですが、強迫性障害は「性格」ではないのです。実はすべての強迫性障害は、心理学では学習理論といわれるメカニズムで生じているものです。心理学における「学習」とは、新しい考え方や行動、感情パターンを身につけるプロセスを指しますが、次の学習で「上書き」できれば身につけたものも変えられます。つまり、強迫性障害は本人が望めば、〝卒業〟は比較的簡単なのです。

一方、それが障害ではなく性格や気質だとしたら、事情が少し変わってきます。実は、強迫性障害と似たような症状でもまったく別のカテゴリーに属するものがあります。精神医学的には「強迫性パーソナリティ障害」と呼ばれているものです。

「パーソナリティ」という一語が入っているかいないかの違いですが、たったこれだけで大きな違いがあります。なぜなら、パーソナリティとは精神病理の科学では「周りの人々との相互作用のパターン」という意味なのです。すなわち、パーソナリティ障害とは周りの人々を巻き込んで混乱させ、苦しめる可能性が高い病理なのです。

周りが影響を受けるという意味では、これはなかなか厄介な病理です。そこでこの章では、強迫性パーソナリティ障害との違いを解説することで、さらに強迫性障害の本質を捉えたいと思います。

まずは強迫性パーソナリティ障害のイメージを掴んでいただくために、割と最近まで

「保存強迫」の一種とされていた、「溜め込み症」から紹介していきましょう。

①溜め込み症の感性

「ゴミ屋敷」という言葉を聞いたことはありませんか？　たとえば、物が捨てられずに台所が古雑誌で溢れて台所の本来の使い方ができなくなってしまったような住まいのことです。ゴミ屋敷の住民はこのゴミの山の中で暮らしています。

この症状は長い間、前章で紹介した保存強迫の一つとして、強迫性障害だとされてきましたが、今日では別の障害と考えられるようになりました。ゴミ屋敷になるほど物を溜め込む場合は、「溜め込み症（hoarding disorder）」と呼ばれています。彼らが溜め込んでいる物は、私たちにとってはゴミにしか見えませんが、彼らにとっては必ずしもゴミではないのです。

たとえば薄汚いボロボロの弁当箱があったとします。それはたとえ元の用をなさない物であったとしても、本人にとっては「幼稚園の頃にママが毎日お弁当を作ってくれたお弁当箱」という宝物なのです。だから絶対に捨てられません。ボロボロのぬいぐるみやおもちゃ、古新聞や古雑誌も同様です。愛着のある物は古臭くてボロボロでも、思い出の中で補正されて本人にはピカピカに見えるものです。あなたも後生大事にいつまでも捨てられずに持っている物はありませんか？　ゴミ屋敷にならないまでも、「捨てがたい」という思いはご理解いただけるかと思います。

また、溜め込み症の人はゴミ捨て場から物を持ち帰ることもあります。「キレイにして売る」つもりのようです。ただ、拾われてきた物のほとんどは、キレイにされることも修理されることもなく、部屋に積み上げられたままになっていることが多いようです。もしかしたら、そのままですでに「宝物」なのかもしれませんね。

「話が通じない」という悲劇

このように独自の価値基準ですが、ゴミは彼らの感性では確かに「宝物」なのです。アメリカの調査では約80％は溜め込んだ所有物の処理について、本人が自覚できる限りでは困っていないとも報告されています。

ただ、家族がいる場合は話が別です。親や配偶者が溜め込み症…という場合、お子さんや配偶者は、本人を心配しながらも自分の暮らしを守るために別居を選ぶことが多いです。

なぜ別居せざるを得ないかというと、「話が通じない」からです。溜め込んでいる物は家族からするとゴミでしかなく、応接間やキッチン、バス・トイレが本来果たすべき機能の邪魔にしかならないのですが、何度説明しても彼らは独自の価値観と感性を繰り返し主張するだけなのです。これでは一緒に暮らすための妥協点を見いだせず、合理的な解決に向かいません。仮に表向きは話を合わせたとしても、「宝」を処分することはありません。こうして、配偶者やお子さんの多くは絶望して別居を選ぶのです。

さて、ここまでお読みいただいていかがでしょうか？　強迫性障害とは何かが違うと思いませんか？　ゴミ屋敷になって台所などが本来の機能を果たさなくなり、場合によっては家族も離れていく…。第三者から見ると生活が障害されているように見えます。この点は強迫性障害と同じです。しかし、「困り感」のようなものが本人からまったく伝わってこないと思いませんか？　いえ、むしろ、**溜め込み症を幸せであるかのように感じている**ように見えませんか？

そうなのです。溜め込み症の人は宝物に囲まれているので、ある意味では幸せなのです。強迫性障害のような焦りや心配も感じられませんでしたよね。パーソナリティ障害とは、このように独特な幸せのスタイルを持つ方々に関する障害のことなのです。

②強迫性パーソナリティ障害の「ちょっと怖い話」

前節では「溜め込み症という幸せ」を紹介しました。もちろん、人は誰もが幸せを追求する権利を持っています。ただ、溜め込み症ほど独特だと、ご家族のように関わりが深い人の幸せを侵害してしまいます。

「話が通じない」というご家族の絶望的な気持ちが伝ったでしょうか。パーソナリティ障害とは、このように関わる人を絶望や不幸に陥れるものなのです。パーソナリティ障害は一部の例外を除けば、溜め込み症のように決して本人には他者を不幸にしようという意図はありません。しかし、独特な幸せの追求のために、周りを不幸に陥れてしまうリスクがあります。ここがパーソナリティ障害と強迫性障害との大きな違いです。

この節ではさらに強迫性パーソナリティ障害の実際を紹介しますが、その前に一つお伝えしておきたいことがあります。それは、彼らの本質は「不器用な頑張り屋さん」ということです。彼らの努力は素晴らしく、ここまで紹介したように誰かを困らせようという悪気はまったくありません。ただ、彼らが**頑張れば頑張るほど、彼ら自身も周りも不幸になる**のです。

では、どのように周りを不幸にするのか、身近にありそうな40代半ばの男性の例で見てみましょう。

【職場編】

強迫性パーソナリティ障害の彼は、企業の営業部の課長として働いていました。一般社員、係長時代を通じて他の誰よりも早く出社し、遅くまで残業していました。

何事も完璧にこだわる性格で、締め切りを必ず守る姿勢などの完璧を求める姿が、一般社員時代は評価されていました。顧客と上司には周囲が驚くほど媚びへつらい、いつでもへりくだる態度を徹底することも、上司たちからは好意的に受け取られていました。

このように評価されて管理職になったのですが、これが部下の地獄の始まりでした。部下にも**自分と同じことを求める**ようになったからです。細かい数字や資料のレイアウトのズレなど、部下には何度も確認を命じます。ダブルチェックは必須で、トリプルチェックまで求めることもあり、顧客の目につく可能性のある資料は部下に声に出して読み上げさせることも…。機嫌が悪い時には、切れたような態度で部下に要求してくるので、部下は恐々としています。部下の仕事の進捗状況に疑いを持つと、「どこまでできてる？」と、しつこく確認してくることもありました。

また、顧客対応では彼と同じように顧客にへりくだることを要求します。「お客様に失礼があってはなりません！」が彼の口癖でした。

【家庭編】

そんな彼ですが、過去には結婚もしていて子どももいました。しかし、子どもを授かって間もなく妻が出ていってしまいました。

子どもができるまでは、妻も仕事を持っていました。家計は夫婦別会計、家事は彼の主導できっちり区別して役割分担…などと、当時の夫婦間には適度な距離があったようです。

その頃はまだ、夫婦関係は円満といえましたが、子どもができて妻が長く家にいるようになると、妻の行動への口やかましい小言が始まりました。たとえば子ども関係の出費は、自分の出費はもとより妻の出費まで1円単位で管理できる一覧表にしていました。そして毎日一覧を眺めて「（こっちのサイトで注文すれば）もっと安く買えた！」と妻を責めます。どうやら、彼の基準で妻が無駄な出費をしたと思ったら気になって仕方がないようです。

妻は、ただでさえ子どもを抱えて気分的にも余裕がない毎日です。そんな中で彼の小言にも付き合うのは辛すぎます。とうとう妻は疲れ果ててしまい、同時に、そんな彼に愛想を尽かし始めるようになりました。妻からすると、彼の小言は日に日にエスカレートしているように見えました。そして妻はそれに限界を感じ、彼に気づかれないように実家と相談して別居の準備を進めました。

ある日、彼が帰宅したら妻と子どもの物だけがすっかりなくなっていました。彼はヒステリックに妻子を探し、妻の実家を含め関係者にしつこくアプローチしました。妻の両親は知らぬ存ぜぬを通していると、彼はますますヒステリックになっていきました。

実は、妻は彼が落ち着きを取り戻して冷静に話し合えたら再び同居しても…と頭の片隅では考えていたようでした。出会った頃の「不器用な頑張り屋さん」のイメージにはまだ好感を持っていたからです。しかし、あまりにヒステリックな彼の様子を見聞きするうちに、気持ちが変わってきました。**本気で彼を怖いと思うようになり、本当に愛想を尽かしてしまった**ようです。最終的には弁護士を立てて離婚を成立させたそうです。

このように強迫性パーソナリティ障害は誰も幸せにしません。仕事のスキルに恵まれて、それなりの立場にある方の場合、その分、巻き込まれる人のダメージがかなり深刻なであることがおわかりいただけたかと思います。

ただ、紹介した例はまだマシなほうです。彼は仕事においては「スキルに恵まれた方」でしたし、ご家庭でも妻が彼の支配から逃げ出せる方だったので、彼から離れることができました。仕事のスキルがない、あるいはご家族に逃げる手立てがない場合、どのようになるのか、さらに見てみましょう。

【職場編②～管理職編】

再び会議資料を例に紹介しましょう。仕事のスキルに恵まれていない強迫性パーソナリティ障害の方が管理職になると、概ね次のような事態に陥ります。

まず、彼らが手配する資料の多くは、ホチキスの角度や印刷角度の僅かな調整など、会議の目的とは違うことに完璧を求める一方、肝心の書類の内容はスカスカです。仮に情報は揃っていても、わかりやすい一覧にするなどのハンドリングがされていないなど、会議の参加者が円滑に議論するための工夫が見られません。

そもそも**強迫性パーソナリティ障害の人は創意工夫が絶望的なほど苦手**なのです。ルール化されたことはきっちりできるのですが、状況を考慮して臨機応変に…ができないのです。結果、会議では予定時間内に大事なことが何も決まらない…などとなったりします。部下の時間も労力も、そして気力も、膨大な資源ゴミとともに虚しく浪費されるのです。

このような強迫性パーソナリティ障害の人が、若い時は「いい人」と評判が良くて、管理職に登用されたり、結婚相手に選ばれたりするのはなぜでしょうか？

それは、強迫性パーソナリティ障害の人は周りを巻き込む立場にない時は「真面目」と好感を持たれることがあるからです。彼らは秩序に守られていると安心できます。特に有力な誰かが安心できる秩序を提供してくれる状況下では割と適応できるのです。

多くの場合、子ども時代や若年者の頃は大人が提供する安心できる世界に守られています。大人が求める秩序に対して協力的に見えるので、「しっかりしている人」「協調性のある人」と誤解され、さらに安心しているので「情緒も安定した人」と誤解されるのです。

T・ミロンという世界的なパーソナリティの研究者はこの状態を〝Reliable Personality style（信頼されることで適応するスタイル）〟と呼びました。その中で管理職に登用されたり、結婚相手に選ばれたりするのです。

近年、私が受けた相談事例の中で目立ったものとしては、企業や大学・研究所におけるパワーハラスメント（大学等ではアカデミックハラスメント）の事例があります。その多くには、権限を持つ人の強迫性パーソナリティ障害の傾向が背景にありました。

彼らは「こうでなければ」というこだわりが強いので、部下や学生などにいろいろと強要してしまうのです。強要された人がそれを「不当」と感じても、彼らはそれに気づくことはできませんので、結果的に「パワハラ」となってしまうのです。

【家庭編②〜家族生活編】

ご家族が強迫性パーソナリティ障害の人から逃げる力がなく、サポートしてくれる人もいない状況だったらどうなるでしょうか？

配偶者や子どもが過剰な手洗いや除菌を強制されたり、洗えば取れるような汚れでお気に入りの服を捨てられたり、水回りのとてもとても丁寧な使い方を要求されたり…と、生活がとても窮屈になります。なんのための手洗いなのか、除菌なのか、衛生管理なのか…完全に本来の目的を見失っています。私のカウンセリングの中でも、泣く泣く従わされている…という配偶者やお子さんのお話を伺うことがあります。

強迫性パーソナリティ障害の人が親だと子どもは大変です。「子どもはこうあるべき」という思いが強すぎて、「子ども本人」が見えていません。そのため、本人の実態に合わないあれこれを要求します。たとえば、よちよち歩きの1歳児を三輪車に乗せて「まっすぐ走れ」と強要したりします。何かの子育て指南書のようなものから得た情報に従ってこうなるようですが、子どもにとっては迷惑でしかありません。また、これがお受験と結びつくとさらに大変です。子どもの行動が思い通りにいかないとヒステリックに喚《わめ》き散らすこともあります。これでは親子ともに不幸です。

いかがでしょうか？　ちょっと怖い話ですので、不快になったかもしれませんね。では、なぜこうなってしまうのでしょうか？　それは、〝自分が幸せになろうとする努力〟または〝他者を幸せにしようとする努力〟がことごとく裏目に出るからです。もっと言うと、幸せへの努力の仕方が間違っているのです。愛すべき「不器用な頑張り屋さん」ではありますが、これが彼らの病理の本質です。だから誰も幸せにならない、なんとも切ない生き方になってしまっているのです。

③強迫性パーソナリティ障害の特性

強迫性障害と強迫性パーソナリティ障害の違いをさらに詳しく理解するために、パーソナリティ障害の定義を解説しましょう。

研究によって多少の見解の違いはありますが、パーソナリティ障害には少なくとも10以上もの分類があると考えられています。その中で、すべてのパーソナリティ障害に共通する最も重要なポイントの1つは、「独特の『認知・行動・感情』のパターンを持つこと」です。しかし、独特のパターン、すなわち個性は誰にでもあるものです。この定義だけだと、誰もがパーソナリティ障害になってしまいます。

そこで、２つ目のポイントが重要になります。それは、「そのために周囲とのコミュニケーションや社会生活が障害されて、周り（もしくは本人と周りの双方）が苦悩する」という定義です。したがって、社会生活に障害がなければ、または誰も困っていなければパーソナリティ障害とはいいません。つまり「独特」というだけでなく、「誰かが困っている」ということが、パーソナリティ障害を診断する上での重要なポイントなのです。

周りへの影響力が弱い場合は本人が悩むというケースも稀にありますが、困るのは往々にして「周り」で、本人にはまったく自覚がないケースがほとんどです。特に強迫性パーソナリティ障害の場合は自覚を持ちにくく、自信と確信を持って周りの人を巻き込むため、周りの人が困ることが多いのです。

強迫性パーソナリティ障害に陥る構造

彼らは、なぜ周りを不幸に陥れてしまうのでしょうか？　これはパーソナリティ障害全般にいえることですが、最大の問題は２つです。１つは、周りの人を許し協力する力、すなわち協調性が身についていないこと、そしてもう１つは、社会の中での「自分」の在り方、すなわち自覚が欠けていることです。

ほとんどのパーソナリティ障害は、周りを不幸にしていると自覚して、さらに協調性を身につけて「自分がどう振る舞うと自分も周りも幸せか？」と考えるようになると、問題がなくなります。ただ強迫性パーソナリティ障害の場合は、それが持って生まれた個性によるものなので、自覚と協調性を身につけることが困難です。C・クロニンジャーというパーソナリティの研究者によると、強迫性パーソナリティ障害は無意識レベルで①敏感で悲観的になりやすい、②見慣れないものを嫌い慣れ親しんだものを好む、③他者への関心が薄い、という3つの志向性を併せ持つことが背景にあるようです。この個性を言い換えれば、①心がとにかく心配一色になりやすく、②新しいトライをせずとにかく同じことを繰り返し、③周りが困っていることに気づかずに自覚も協調性も持ちにくい…となります。結果として、彼らは自分の病理になんの違和感も持たず、周囲を絶望に陥れるのです。

後悔こそが改善のチャンス

強迫性パーソナリティ障害について、随分とひどいことを紹介してしまいました。読んでいて不快にさせてしまったとしたら申し訳ありません。私は強迫性パーソナリティ障害の人にはなんの恨みもありません。むしろ、努力が報われて幸せになってほしい…と願っています。

しかし、彼らは努力してもなかなか幸せになれません。例で示したように、努力の仕方が間違っているので、本人も周りの人も不幸になっていくのです。

ただ、救いはあります。自覚を持ちにくい強迫性パーソナリティ障害ですが、不幸の積み重ねの中で自分を省みるチャンスは得られるのです。「こんなはずでは…」「自分が求めていたのは〝みんなの幸せ〟だったのに…」と後悔する中で改善のチャンスがあります。まったく治せないものではないのです。

たとえば、溜め込み症の方や妻に逃げられた40代半ばの男性も、**「自分の感性が人とは違う」ことに気づき、人の感性にも関心を持てるようになると、対話ができる**ようになります。話が通じるかもしれないのです。その多くは、多くのものを失う悲劇や失敗がきっかけですが、「自分が変われば周りも変わる」と思えるようになることが変化の鍵です。絶望的なところがある強迫性パーソナリティ障害ですが、本人の気づき次第では希望も出てくるのです。

④強迫性障害と強迫性パーソナリティ障害の違い

ここまで強迫性パーソナリティ障害について紹介してきました。悲劇や失敗を通して自覚や協調性に目覚めれば改善できる希望はあるとはいえ、その道程がどれだけ困難かご理解いただけたかと思います。

強迫性パーソナリティ障害と強迫性障害の決定的な違いは、改善の困難さです。あらゆる強迫性障害の根底にあるのは「心配払拭第一主義」です。これも一つの行動原理ではありますが、単なる〝主義〟です。持って生まれたに近い個性が根底にある強迫性パーソナリティ障害と比べた時に、持って生まれた個性のような根深さはありません。

たとえば第1章で紹介した出張前の確認地獄に陥った方は、関係者に自分の非をお詫びして回りました。物事が予定通り進まないのは間違いなく迷惑ですが、非は非と認めるわけです。困らされますが、この非の悪影響について共通認識は持てます。ここからのリカバーについても話し合えます。つまり、「話は通じる」のです。

話が通じない不幸

一方で強迫性パーソナリティ障害だと、相手先には理解不明な独自の価値観と感性で「言い訳」をするような形になります。「話が通じにくい」と周りは思うことになり、反対に本人は理解されないことで追い詰められることもあるでしょう。

この他にも、職場の会議資料作りであれば、部下が異議を唱えても書類を留めるホチキスは「左45度が世界標準！」と謳《うた》い、フォントの違いや僅かなレイアウトのズレも見逃しません。少しでも気になると「修正」「やり直し」を部下に求めてきます。

会議資料の多くは会議が終われば資源ゴミ。こだわるだけ無駄ですが、仮に勇気のある部下が「ホチキスの角度に意味があるのでしょうか？」と質問したとしましょう。彼はどうなるでしょうか？　多くの場合は「左45度は世界標準です。標準通りの資料を作ってこそ会議です」と答えるでしょう。ここで部下がさらに「ホチキスの角度が世界標準だと、良い会議になるのですか？」と質問したとします。すると、「世界標準だから良いのです」と答えることでしょう。こうなると話し合うだけ無駄です。そればかりか、その部下はブラックリストに入れられ、執拗に確認地獄へ巻き込まれてしまうでしょう。このように、人を不幸に陥れるのが強迫性パーソナリティ障害なのです。

ポイントは「対話」にあり

ところが強迫性障害はまったく違います。彼らは独特の理想や幸せを追求しているわけではありません。心配だから気にしてしまって、強迫行為に走っているだけなのです。

「心配の必要はない」と深く実感できれば強迫性障害は改善できます。

また、強迫性障害の人の多くは、冷静な時は自分の行為が合理的でないことを理解できています。病理に違和感を持てるのです。この違和感について深く考えないのでズルズルと強迫行為を続けてしまうのですが、話し合うことはできますし、共通の認識も持てます。そのため、カウンセリングの場では強迫性障害について客観的に学び、自覚を持ち、協調性も考慮して自分がどのように生きるべきかの対話ができるのです。

第1章だけを読むと、共感できない強迫性障害もあったことと思います。なぜそうするのだろうと感じたものがあったかもしれません。しかし、落ち着いていれば、何を思って、なぜ強迫行為に至ったのか、話し合って相互理解することができるのです。

強迫性パーソナリティ障害の場合は、このような対話は極めて困難です。強迫性パーソナリティ障害の多くは、事実や結果の確認の段階から彼らの独自の感性の主張になってしまいます。対話が極めて困難で、認識の共有にとても時間がかかってしまうのです。

このように**強迫性パーソナリティ障害と強迫性障害の決定的な違いは、問題についての対話ができるかどうか**です。強迫性障害、またはプチ強迫性障害は、向き合おうと思えば、比較的簡単に向き合うことができます。本書を丁寧に読んでいただければ、それだけで上手に付き合えるようになるはずです。

⑤強迫性障害と「繊細さん」

第2章を締めるにあたって、強迫性障害や強迫性パーソナリティ障害と似たところがある、「HSP」についても紹介しておきたいと思います。HSPとは、「Hyper Sensitive Person（ハイパーセンシティブパーソン）」の略称で、人の言動や感情、その場の雰囲気などの繊細なことを敏感に感じ取り、ストレスを感じやすい人のことをいいます。近年、生きづらさに関係しやすい個性として注目を集めているもので、日本ではＨＳＰ専門カウンセラーの武田友紀氏がＨＳＰに「繊細さん」という愛称をつけ、武田氏の記した本がベストセラーとなったことで有名になりました。

このＨＳＰは、脳のほぼ中心に存在する「扁《へん》桃《とう》体《たい》」と呼ばれる脳の一部が生まれつき敏感なことでこうなりやすいといわれています。

扁桃体は、簡単にいえば感情のもとになる神経細胞の集まりで、もともとは身の回りのリスクを察知するために獲得されたものです。**扁桃体が敏感だと、些細なことでも脳が「危険」と判断して神経回路に不安や恐怖を発信**するのです。そうなると、ストレスホルモンがどんどん分泌されて、疲れやすくなったり、「危険」を繰り返し思い出したりして眠れなくなる…といった状態になります。そして、割合は強迫性障害よりもずっと多く、全人口の約５人に１人がＨＳＰだといわれています。

特にＨＳＳ（High Sensation Seeking：ハイセンセーションシーキング）型と呼ばれるＨＳＰの場合は、問題が顕著に表れやすいといわれています。このタイプの人は、新しいことを知りたいという欲求が強く、積極的に新しい場や環境に飛び込み、人とも交流するのですが、その中で受ける刺激に本人も気づかないうちに傷ついているのです。新しい刺激にワクワクするあまり、このことに気づくことができないといわれています。

強迫性障害を卒業するヒント

「些細なことに敏感」という点では強迫性障害や強迫性パーソナリティ障害と関連があるように見えるでしょう。実際、強迫性障害、強迫性パーソナリティ障害にも扁桃体の興奮は関わっています。したがって、ＨＳＰの人はそうでない人と比べて相対的に強迫性障害や強迫性パーソナリティ障害に陥りやすいといえます。

しかしＨＳＰは必ずしも、前章で紹介したような「過剰に手を洗う」「戸締り確認などで何度も家に帰る」といった強迫性障害特有の儀式的な行為が身についているわけではありません。また同様に、強迫性パーソナリティ障害のように周りに自分と同じ感性や行動を求めたりはしません。ただ、扁桃体が敏感なだけなのです。この点が明らかに違います。

ＨＳＰは持って生まれた扁桃体の特徴なので、なかなか治しづらいのは事実です。その点に関しては、ＨＳＰと強迫性パーソナリティ障害は共通しています。しかし、必ずしも強迫性パーソナリティ障害のように周りを不幸にすることはありません。先述するように、心に無駄なものはありません。この扁桃体にもリスクを察知するセンサーという大事な役割があります。このセンサーは使い方を工夫すればもっとラクになれますし、上手に使えば長所にもなります。

実際、ＨＳＰであることを公言しながら、イキイキと充実した暮らしを満喫している人もいます。大事なことは自己理解と周りの人との認識の共有なのですが、実はこの発想は強迫性障害との付き合い方や〝卒業〟についての考え方も方向性としては同じです。

そこで次の章からは、一見似て見える強迫性パーソナリティ障害やＨＳＰとの違いを踏まえて、さらに強迫性障害の本質に迫っていきたいと思います。

第3章 強迫性障害は「治す」べきか

ここまでは、強迫性障害とはどういうものかを紹介してきました。強迫性障害は強迫性パーソナリティ障害ほど周りを困惑させることはありませんし、このことが直接の原因となって死ぬわけでもありません。しかし、ＱＯＬを著しく下げるリスクはあります。心に無駄はありませんが、行為には無駄があります。強迫性障害は、過剰な手洗いや過剰な確認などといったまったく無駄な儀式的行為に私たちを導くので、ある意味で良くないものと紹介してきました。

強迫性障害は不安製造機である私たちの心が自らを「心配払拭第一主義」に誘導した結果に過ぎません。「無駄をなくそう」「もっと合理的でもっと生産的に！」という価値観で考えるならば、「治すべき障害」といえるでしょう。

ただ、現代社会は価値観の多様性、すなわちダイバーシティの時代です。治すべき障害という考え方とは違う価値観があり得るかもしれません。

そこで本章では、強迫性障害の儀式的行為に価値を見いだす考え方を紹介して、本当に治すべき障害なのか考えてみたいと思います。

①〝プチ〟強迫性障害と文化

心配払拭第一主義に囚われて生活を脅かすことのある強迫性障害ですが、それによる儀式的行為は本当に無意味なのでしょうか。その核心に迫りましょう。そのために、まずは強迫性障害が一種の価値観や文化になる可能性から考えてみたいと思います。

障害と呼ばれるものが価値観や文化かもしれない…こう言われると驚かれるかもしれませんが、よく考えてみると、強迫性障害と価値観や文化は表裏一体のものなのです。

前章では、心理学における学習の結果である強迫性障害と、「性格の病理」となって周りの人の生活や人間関係まで大きく脅かす強迫性パーソナリティ障害との違いを紹介しましたね。強迫性障害はパーソナリティではないので、その気になれば「治せる」病理なのです。それなのに、なぜ治そうとしない人もいるのでしょうか？

実は私たちは、**知らず識らずのうちに、かなりの「プチ強迫性障害」を楽しんでいる**からです。楽しめるということは、そこに価値が見いだせるものであり、文化が生じているということになります。「障害を楽しむ」と聞くと、なんだか不思議に思うかもしれませんが、私たちの身の回りには、結構な割合で非合理的な習慣がありませんか？　多くはなんの違和感もなくやっているものもあります。その具体例を少し考えてみましょう。

初詣に潜むプチ強迫性障害

日本のお正月といえば初詣ですよね。みなさんも子どもの頃から楽しまれていると思います。初詣の賑々しさ、新春の開放感…毎年、素敵な時間をお過ごしのことでしょう。

ただ、ここで「初詣に行かないとバチが当たるのでは…」と考えて、「行かなきゃ！」

となってしまうようなら、それはプチ強迫性障害です。初詣に出向くという行為は、行かないとバチが当たるという心配を払拭する行為ともいえるので、心配払拭第一主義になっている状態ともいえます。第1章で紹介した「縁起強迫」の一種に陥っているのです。

また、その初詣で引いたおみくじで「凶」が出た時、「吉」が出るまでおみくじを引き直す人が時々います。この人の行動原理は「おみくじを引き直さないと、この1年は厄がついて回る！」という心配によるものです。つまり、心配払拭第一主義が「吉」が出るまでおみくじを引かせているのです。

しかし、このような人たちは不幸でしょうか。いずれの場合も「行かなきゃ！」「厄がつく！」などの心配払拭が行動のスタートだったかもしれません。その意味ではプチ強迫性障害です。ただ、彼らは気分的には満たされているようにも思われます。なぜなら、初詣やおみくじの引き直しという儀式を行うことで、ものすごく安心できるからです。

喜びを得られるポイント

次に事務仕事におけるプチ強迫性障害の例を紹介しましょう。私事で恐縮ですが、私は大学に勤めつつ、時にこのような本を書いたり、講演をしたり、たまにテレビに出たりと、さまざまな仕事をしていますが、どんな仕事にも、その周辺には事務的な書類のやり取りが発生します。書類で物事を管理する社会ですから、これは当然のことです。

ただ、そのやり方はケースによって全然違います。ワードやエクセルに名前と日付を書き込んでメールに添付するだけで「ＯＫ」となる仕事もある一方で、必ずプリントアウトして捺印して郵送…という形を求める仕事もあります。

生産性の向上を第一に考えると、前者のほうが効率的で優れています。しかし、書類を作るのであれば「キレイに作らないと事務じゃない！」という「事務の鬼」のような方も時にいらっしゃいます。これは一見、強迫性障害とは関係なさそうですが、実は「キレイじゃない＝事務としてみっともない＝心配事」ということで、心配払拭第一主義の親戚のような状態です。そのため、書類を作ってキレイに作成・捺印ができると、「みっともない」という心配が払拭されて「良かった‼」という喜びを得られるわけです。

なお、私自身はどちらかというと効率化推進派のほうです。ただ、書類がキレイにできるとそれはそれで嬉しいです。効率的で生産性が高いかどうかは別ですが、こういう喜びも理解はできます。

満足していても治すべきか？

ここまで初詣や事務仕事を例に安心や喜びに浸るタイプのプチ強迫性障害の例を紹介してきました。決して合理的でも効率的でもありませんが、これはこれで当事者たちは満足しているのかもしれません。当事者が満足しているプチ強迫性障害…はたして、これは治すべきなのでしょうか？

確かに「効率的」「合理的」とはいえない儀式的な行為といわれると否定は難しいでしょう。しかし、人は効率や合理性だけを生きるだけのものではありません。「本人が楽しんでいるならいいのでは？」という考え方も可能です。読者のみなさんの中でも、「これでいいのでは？」と思う方もいらっしゃる一方、「本当にいいのだろうか？」と考える方もいらっしゃることでしょう。

その結論を出すためには、当事者が楽しんでいる「安心感」や「喜び」の正体を知る必要があります。私たちを強迫性障害に駆り立てるのは心配払拭第一主義なのですが、ここで何が私たちを安心感や喜びに浸らせるのかについて考えてみたいと思います。

②幸せを紡ぎ出す「負の強化」

プチ強迫性障害は、当事者たちが意外とその安心感や喜びに満足している場合もあると言いましたが、では、この安心感や喜びの正体はなんなのでしょうか？　また、これに満足することは健全なことなのでしょうか？

実は心配や不安、恐怖が強ければ強いほど、「安心」のありがたみが高まります。そして、心配払拭による喜びが大きくなります。その結果、心配払拭が効率や生産性より価値あるものに感じられてきます。この現象は心理学では「負の強化」と呼ばれるものです。第6章で詳しく紹介しますが、ここではシンプルに**「大きな心配が安心の価値を上げて、喜びを拡大する仕組み」**と覚えておいてください。

みなさんも経験があると思いますが、心配事が重ければ重いほど、それが払拭された時の感激も大きくなるのです。私の話で恐縮ですが、一つのエピソードから詳しく解説したいと思います。

強い喜びを紡ぎ出す法則

私が学生時代に部活の仲間とスキーに出かけた時のことですが、ゲレンデでコースを踏み外し、崖から落ちた経験があります。幸い怪我はありませんでしたが、グループの最後尾にいたため、私が落ちたことに誰も気づいてくれませんでした。

２メートルを超えて降り積もった崖下の新雪に沈み込んでしまったため、仲間が私の不在に気づいてくれたとしても、居場所を見つけるのは難しいでしょう。現在と違って携帯電話がとても大きくて高価な時代。もちろん私は携帯電話を持っていませんでしたので、助けの呼びようもありませんでした。

スキーウェアを着てはいますが、雪に埋もれたままだとやがて体温を奪われることは明らかです。「無事に戻れるんだろうか…」「このまま雪に埋もれて遭難したら、春に死体で発見される!?」と、とても心配になりました。

必死に雪を掻き分けて少しずつ動き背の高い木を探しました。新雪なので意外と軽く、人力でもなんとか掻き分けることができたのです。そして木をよじ登り、ゲレンデの位置を確認すると、意外と近いことに安心できました。

この安心が私に力を与えてくれ、雪を掻き分けながらゲレンデに向かうエネルギーが湧いてきました。

ただ、意外と近いと言っても2メートルを超える雪を掻き分けながらですので、なかなか進みません…。人の声が聞こえるあたりまで出るのに3時間近くかかりました。ただ、人の声が聞こえてくると、さらに希望が湧いてきました。

こうして体力の限界を感じつつでしたが、私はなんとかゲレンデに戻ることができました。崖から落ちたのが朝一番でしたので、戻った時はちょうどお昼時。偶然にも、ゲレンデに戻ったらほぼ目の前に、昼食をとろうと集まっていた仲間たちがいました。

そこで、とてつもない安心感と喜びが湧いてきました。私は思わず「みんなに会えて良かった～！　幸せだ～!!」と感激の声を涙交じりに漏らしてしまいました。ただ、何も知らない仲間たちは「どうしたの？」「どっかおかしいんじゃない？」という冷たいリアクションでした。気のいい後輩が唯一、「こんなに喜んでくれるなんて、杉山さんっていい人なんですね～！」と感激してくれたことに救われました。

なお、仲間たちは私が雪で遊んでいただけだと思っていました。私も、仲間が楽しそうにしている空気を尊重して、遭難したとは言いませんでした。しかし、この体験から「強い心配が強い喜びを紡ぎ出す！」という法則を学びました。

プチ強迫性障害で得られる幸せ

私はどちらかというと楽観的で、無闇に心配するタイプではありません。ただ、それでも誰にも知られずに一人で雪に埋もれてしまった時には、強烈な心配を体験しました。そして、心配が強烈だっただけに、心配が払拭された後の喜びも強烈でした。先述のように思わず「幸せだ〜!!」と感激の声を漏らしてしまうほどでした。負の強化、すなわち強い心配の払拭は大きな喜びをもたらします。これはこれで「幸せ」なことなのです。

第1章で紹介したように、プチ強迫性障害は心配払拭第一主義に囚われた状態で、非合理で非効率です。しかし、当事者は心配が払拭されるたびに、幸せを得られるのです。いわゆる「心配性」と呼ばれる方は、他の人には理解されないかもしれませんが、実は大きな幸せを味わっているのかもしれません。客観的な利益は不明ですが、その心理的な利益は大きいのです。

③「障害」が「幸せ」という矛盾

さて、ここまでお読みになったみなさんは、すでに本書の矛盾にお気づきかもしれません。第1章では「プチ強迫性障害が生活を脅かすリスク」を強調し、この章では「プチ強迫性障害が幸せなこともある」と紹介しています。明らかに矛盾することをみなさんにお伝えしているわけです。

ただ、これには理由があります。詳しくは第2部で紹介しますが、人の脳は「時に矛盾する4つの意思決定システムの複合体」だからです。多少誇張して表現すれば**「人とは矛盾なり」**なのです。

たとえば、「結婚は墓場なり」と言われることがあります。現代社会では自分の意志で「一生、好きな人と一緒にいられる！」と思って、幸せになるつもりで結婚しているはずです。しかし、一方でさまざまな責任が伴い、好き勝手にできなくなるのも結婚です。その意味では、墓場に入ったかのような息苦しさを覚える場合もあるのです。他にも、「仕事に就きたいが、自由な時間を失いたくない」「一人は寂しいけど、人に気を遣うのは嫌」「出世したいけど、責任は負いたくない」など、暮らしの至る所に矛盾があります。

　プチ強迫性障害も、その一つです。これが幸せかもしれないし、生活を脅かすものかもしれない、という悩ましいものなのです。

人生は無駄なことだらけ

　ところで、幸せはどこにあるのでしょうか？　心の豊かさをお金に求める人、仕事に求める人、人間関係に求める人、宗教に求める人。求め方はいろいろです。価値観は多様でいいのです。なので、心配の払拭に幸せを求める生き方も決して悪いものではありません。大事なことはあなた自身が、「無駄であっても、これが私の幸せである」と「納得」していることなのです。納得できれば、それはそれで幸せなのです。

　ここでは、プチ強迫性障害という幸せを理解するために、一つの例として「陰膳《かげぜん》」という習慣を紹介しましょう。陰膳とは、旅などで不在の家族の安全を祈って、あるいは故人など食卓を供にできない人のことを思って食事を用意することです。いない人の食事ですから、食べる人はいません。用意するだけ無駄です。しかし、それは本当に100％無駄なのでしょうか？

多くの場合、用意する人の心の中は、「食事の用意をやめたら、本当にいなくなってしまう」という心配があります。食事を用意することで、そばにいてくれる気持ちになれるということです。

物理的な現実として「その人」はそばにいません。でも当事者の心の中では、一緒に暮らしているのです。この安心感が大切なのです。「無駄だ」と切り捨てられても納得できないことでしょう。

突然ですが、一つ質問させてください。「無駄」とはなんでしょうか？

あなたの日々の行いを、「生きるために絶対に必要なこと」「無駄ではないが、より効率的でローコストなものに代替可能なもの」「生きるためだけなら不要なこと」の３つに分けてみてください。

「絶対に必要なこと」だけしかやっていないという方はどれだけいるでしょうか。かく言う私も、「代替可能なもの」「不要なこと」がいっぱいです。たとえば、コーヒーやハードドリンクなどの嗜好品は、生きるためだけなら不要です。また、健康維持に仲間とフットサルなどのスポーツをやっていますが、ジョギングに代替したほうが廉価だし、自分のペースでできるので効率的です。

無駄だと言われれば、確かに無駄です。しかし、その無駄は本当に必要のないものなのでしょうか？　これらのない暮らしは私の人生をとても寂しいものにしてしまうような気がします。私は幸せを感じにくくなってしまいそうです。

その他にも、甘くとろけるスイーツ、タバコなどの嗜好品、魂を揺さぶる音楽、感動で涙が溢れる映画、旧交を温める…など、私たちの生活は、3つに分けたうちの「代替可能なもの」または「不要なこと」になりそうなもので溢れています。

これらをなくしたら、もしくは効率的でローコストなだけの何かに置き換えたとしたら…みなさんの暮らしの充実度はどうでしょう。そんな毎日は幸せですか？　人生が味気ないものになってしまうのではないでしょうか？

幸せは心の中にありますが、心の豊かさは、時に「見方によっては無駄」な何かの中にあるのかもしれません。そうした意味ではプチ強迫性障害も、そこに幸せや豊かさを見いだせるのであれば、それはそれで幸せなのです。

④人生への投資という価値観

ここでは投資という視点でプチ強迫性障害を考えてみましょう。投資というと、特別な財産を持つ特別な人が行うこととイメージしがちですが、実は私たちは誰もが日々投資を行っています。

「投資するような財産はない」と思う方も多いかもしれません。ただ、実はみんな大いなる財産を持って生まれてきています。それは、「人生」または「時間」などの「Life Time」という財産です。

人生は最も貴重な財産

実は**人生のあらゆる瞬間は二度と手に入らない貴重な財産**です。しかし、あまり〝財産〟とは思われていないことが多いようです。

なぜ、人生は財産と思われにくいのでしょうか？　その理由の一つは、蓄えることができないからです。「これに使おう！」という明確な意志がなくても使うことになってしまいます。極端に言えば、ぼーっとしていると、なんの満足感も充実感もないままに大半を浪費していた…という可能性もあり得るものなのです。

つまり、誰もが刻一刻と、日々待ったなしで人生を消費し続けています。「蓄えておいて、何に使うかあとでゆっくり考えよう！」というのは難しいのです。ある意味で、素早い判断が必要な難しい投資です。

人生のあらゆる瞬間は蓄えられません。どんどん使うしかないのです。それも、「今のあなたにできること」の範囲内でしか使えません。

合理性を求める価値観では「計画的に、効率的に、先を見据えて目標に向かって…」という使い方を求めることでしょう。もちろん、これは素晴らしいことです。お金の投資であれば、こうでなければなりません。

しかし、人生の投資は必ずしもそういうものではありません。「心の豊かさ」を最大化することが投資の目的です。「合理性＝豊かさ」という価値観ならお金の投資と同じように考えるべきですが、別の価値観で別の使い方をしてもいいのです。価値観次第では、人生という財産を心配払拭第一主義に捧げる生き方も決して悪いものではないのです。

大事なことは、知らず識らずのうちに人生を「浪費」してしまってから後悔するのを避けることです。私が以前行った「〝後の祭り〟的心性の研究」という研究では、後悔は心の豊かさを激減させるという実証結果が出ました。「納得」の対極にあるものの一つが後悔なのです。強迫性障害も、プチ強迫性障害も、本当に怖いのは知らず識らずのうちに私たちを後悔に導くことなのです。

ここまでの第1部で、強迫性障害が何かということをご理解いただけたことと思います。そこでこの次の第2部からは、その幸せも不幸も含めて、どのように付き合い、どのように共存し、必要なら〝卒業〟する方法について考えていきましょう。

実は、「日本人はプチ強迫性障害が幸せになりやすい」可能性について考察している学識者も多いのです。日本人の特性も含めて、プチ強迫性障害はただの非合理か、貴重な幸せか、考えてもらえたら嬉しいです。

第2部

「気になってやめられない」プチ強迫性障害への対策

「人は矛盾なり」ということで、第1部では「強迫性障害」は「不幸」でもあり、「幸せ」でもあることを紹介してきました。強迫性障害はＱＯＬを下げるリスクのある病理ではありますが、幸せの考え方は多様で、人それぞれです。たとえば、初詣や事務仕事における〝様式美〟のように、それで幸せならプチ強迫性障害も悪いものではありません。自分の意志でプチ強迫性障害を楽しんでいるのであれば素晴らしいことなのです。

ただ、それが幸せか不幸か、自分で選んでいないとしたら後悔をもたらすかもしれません。強迫性障害、プチ強迫性障害の問題の本質はここなのです。つまり、強迫性障害を続けるにしても〝卒業〟するにしても、納得できる幸せにたどり着くことが重要なのです。

そのためには、まずは強迫性障害のメカニズムを知ることが必要です。第1部で解説したように、強迫性障害は性格に問題があるわけでも意志が弱いわけでもありません。強迫性障害を引き起こす脳心理科学的メカニズム、言い換えれば大自然の摂理があるのです。それを理解することが、本当の「幸せ」への第一歩で、これを知るだけでも気持ちがとても楽になることでしょう。

そこで第2部では、遺伝子学や脳科学の側面から強迫性障害にアプローチしたいと思います。なぜ私たちは心配や不安に駆られるのか、なぜそれを払拭するための行為をしなければ気が済まなくなるのか。その秘密が、私たちの体に代々受け継がれてきた設計図である遺伝子と、私たちの言動を司る脳に隠されています。

それを理解できれば、対処の方法も見えてくると思いますので、まずはそのメカニズムを解説し、その上で強迫性障害をコントロールする方法、そして強迫性障害と幸せに生きる方法を紹介していきたいと思います。

第4章　強迫性障害を科学する～遺伝子編～

強迫性障害のメカニズムを知るために、ここでは強迫性障害と遺伝子の関係から解説していきたいと思います。実は日本人には、強迫性障害になりやすい遺伝子が受け継がれているのです。それも一つの遺伝子だけではありません。複数の遺伝子の日本人的な特徴の相乗効果でかなり強固に強迫的な考え方や振る舞いに誘導されているのです。

そして、多くの人が同じような特徴を持つと、その特徴に合わせた文化や価値観が構成されます。文化や価値観は世代を超えて社会を染め上げ、その社会で生きる人々の遺伝的な特徴をさらに強めます。つまり、私たちが何気なく「これが普通」「当たり前」と思っている「感じ方」や「判断」、さらには日本の伝統ともいえるような習慣や常識にも、日本人的な遺伝傾向が反映されているのです。この遺伝子の秘密から日本人の強迫性を紹介し、それを文化へと昇華させてきたご先祖の生き方までを考えてみましょう。

①日本人とプチ強迫性障害の関係

日本人の遺伝傾向とプチ強迫性障害の関係を考えるために、日本のカウンセリングでありがちな悲劇を紹介したいと思います。

カウンセリングの方法論の一つに、古典的精神分析や認知行動療法と呼ばれる、人を合理的に誘導するアプローチの仕方があります。このアプローチの心理職は強迫性障害の人に対して、「(合理的でない)心配を取り除く毎日」、言い換えれば、「無駄でしかない儀式的行為を〝卒業〟して、あなた自身の喜びを生きましょう」という方向性の技法や対話を提案することがあります。

カウンセリングの初級者にありがちな失敗の一つは、方法論に囚われすぎて「人」が見えなくなることです。ここまでで紹介してきたように日本人には、**軽い心配払拭第一主義が喜びであり、生きがいである、という方が割と多い**のですが、時に、それに気づかずに卒業を提案してしまうというカウンセリング初級者の心理職も少なくありません。

しかし、提案された方の多くはこの提案を断れません。「専門家の提案通りにやらないと、悪いことが起こるかも…」という心配が発生するからです。その中で心配払拭第一主義から卒業するための時間を積み重ねると、意に沿わないワークや対話を重ねることになり、どんどん苦しくなります。

苦しさが頂点に達すると、「カウンセリングに行かなきゃ悪いことが起こるかも…でも行きたくない」という状態になり、カウンセリングに来なくなってしまうのです。対象者を苦しさから解放するためのカウンセリングが、逆に苦しさを与えているとしたら…それは悲劇以外の何者でもありません。

カウンセリングに見る強迫性

どうして、このようなことが起こってしまうのでしょうか？　実はこの問題には日本人の遺伝的な特徴が反映されているのですが、まずはこの問題についての学識者たちのディスカッションの例を見ながら考えてみましょう。

医学の在り方を考察する学術団体の一つに「日本保健医療行動科学会」というものがあります。１９８７年に開催されたこの学会の学術大会で、日本人の強迫性を考えるシンポジウムが行われました。その一部を抜粋しましょう。

そこでは「日本人の行動や日本社会にみられる現象にはきわめて強迫的傾向が反映している…（中略）…まさに日本全体が強迫的である。（学会年報第２巻Ｐ１６７）」と指摘されています。また、医療の関係者が強迫的にロスの多い医療を行っていることも指摘されています。つまり日本の医療現場では、支援する側もされる側も強迫的なのです。このことはカウンセリングの現場にも当てはまります。

実は当時も今も日本で行われているカウンセリングの多くはアメリカで発展したものです。もちろん、アメリカで価値ある発展を遂げたカウンセリングの方法論ではありますが、100％輸入した通りに行うのではなく、日本人向けの修正が必要な場合もあります。しかし、心理職の多くはアメリカで行われている通りのことを強迫的に行いがちです。そして、日本人は強迫的に専門家の提案通りにしなければ…と思ってしまい、先ほど紹介したような悲劇が起こるのです。

一方、先のシンポジウムでは医療の関係者が強迫的になることのメリットも指摘していました。医療を誤りが少ないものにするといういい面もあるのです。しかし、悲劇を招くような行きすぎた強迫性はデメリットになります。強迫性とは上手に付き合う必要があるといえるでしょう。

実は日本人とアメリカ人は遺伝的な感性が大きく違っているのです。日本人の強迫性はちょっと独特だといわれています。それは、日本人の遺伝子にはいくつかの独特な特徴があるからです。この特徴を踏まえて、私たち日本人の強迫性について考えてみましょう。

②飢饉と災害を乗り越えた遺伝子

日本人の遺伝子を考えるために、日本とはどのような人が生き残りやすい国だったのか考えてみましょう。

現在の私たちの遺伝子は進化の賜物です。進化とは環境に適した者が生き残って子孫を残す…すなわち適者生存の原理によって展開します。

性格の違いを生み出す遺伝子があった場合、その環境の中で生き残りやすい性格を持つ人のほうが結果的に子孫を残しやすいといえます。そうして世代を重ねていくと、よりその環境に適した性格になる遺伝子を持つ人たちが増えていくことになります。このような積み重ねで、環境に適さない者が減っていくという「淘汰」が推し進められます。

詳しくは後述しますが、**日本人の遺伝的な特徴は、何度も絶滅しかけた民族のもの**と似ています。何が日本人を絶滅させかけたのか…ここでは飢饉と災害から考えてみましょう。

稲作バンザイ

日本人の主食といえば、米ですよね。炭水化物のイメージがありますが、ビタミンもミネラルもタンパク質も含んだ栄養満点の食物です。一部では完全食とも表現されることがあります。私もモチモチのご飯が大好きです。

米が素晴らしいのは栄養価だけではありません。生産性も抜群です。諸説ありますが、今の日本で生産されている米の収穫倍率（撒いた1粒の種が何倍になるかの指標）は数十倍から数百倍程度といわれています。これは近現代の品種改良のおかげですが、米は奈良時代（8〜9世紀）ですでに10倍程度の収穫倍率だったといわれています。欧州の主食である小麦が中世（5〜15世紀）に5倍程度の収穫倍率だったといわれているのと比較すると、米が主食としていかに優れた作物であるかがわかります。

日本は森林資源や水資源は豊かな国ですが、その一方、山がちで耕作に適した土地が少ない国土です。日本人がこの国土で生き残れたのは米を主食にしたからと言っても過言ではありません。まさに、稲作バンザイです。

ただ、日本の稲作はいくつかの問題がありました。まず、稲の発祥の地はどこでしょうか？　ラオス、ミャンマー、中国の華南地方などが有力な説のようですが、いずれにしても年間を通して気候の暖かい地域です。そんな植物を寒い時期のある日本で育てるのですから、実は大変なことなのです。

大雑把な農業をする人が稲作をしても、稲は無事に育たないか枯れてしまうことでしょう。「無事に育つだろうか」と常に心配して、繊細かつ丁寧な稲作をする人だけが稲を収穫できたのです。その中で淘汰が起こります。わかりやすく言えば、大雑把な人たちの多くは子孫を残せずに死んでいって徐々に減っていき、心配しながら決められた手順で粛々と作業を進める性格の人の割合が自然と増えていくことになりました。

どんな人が生き残ったのか？

次に災害と性格の関係について考えてみましょう。日本は外国に比べて自然災害が発生しやすい国土です。たとえば地震だけで見ても、世界で発生しているマグニチュード6以上の地震の約20％が日本で発生しています。世界で発生した地震の5分の1ほどがこの小さな国土に集中しているわけです。

日本には地震以外にもさまざまな災害があります。台風、大雨、大雪、洪水、土砂災害、津波、火山噴火…。どの災害もそれほど頻繁に起こるものではありませんが、毎年のように何かしらの災害がニュースになっていることからもわかるように、すべて合わせると日本は常に自然の脅威に晒されていることになります。実は、私たちの国土は災害だらけで危険な場所なのです。

このような国土で楽観的に人生を楽しむ人、たとえば童話「アリとキリギリス」のキリギリスさんのような人が生き残れるでしょうか？　台風の備えをしていなかったとしたら、家が吹き飛ばされてしまったことでしょう。晴れた日には気持ちがいいから…と川辺に家を立てたら、大雨の洪水で寝ている間に家ごと流されてしまっていたことでしょう。この他、あらゆる災害に敏感になって、心配して、万が一に備えていなければ生き残れない国…これが日本なのです。

結果的に生き残れたのは、童話の中で寒い冬を乗り越える準備をしたアリさんのように、災害に備えられる人だけでした。このような背景の中で、何世代も重ねると淘汰が進みます。こうして日本人的な遺伝子が構成されてきたのです。

③不安遺伝子と強迫性

この節では日本人の遺伝子について考えてみましょう。そこで、みなさんに質問です。日本人は必ずしも日本の気候に適しているとはいえない作物である米を育てながら、度重なる災害の中で生き延びてきました。その中で不安になりやすい人と不安になりにくい人、どちらが生き残りやすかったでしょうか。

答えはもちろん、不安になりやすい人です。**不安になれるということは、リスクに囲まれた環境下では素晴らしい才能**なのです。不安になれるからこそ、リスクを敏感に察知して危機や損害を回避できるのです。そのため、不安になりやすい性格傾向のことを心理学では「損害回避」と呼ぶこともあります。

人を損害回避に導く遺伝子はすでに特定されています。ちょっと難しい話になりますが、「5-httplr」と呼ばれる遺伝子の「ＳＳ型」がその遺伝子です。5-httplr遺伝子は、大まかには「ＳＳ型」の他に、楽観的になりやすい「ＬＬ型」、中間型の「ＳＬ型」の３タイプに分類できることがわかっています。なお、ＬＬ型をより細かく分ける場合もありますが、ここでは３タイプとして考えてください。

ＬＬ型が生き残りにくかった国

リスクに囲まれた環境では、不安になりやすいという才能の持ち主は最強です。常にリスクを想定して、リスクに備えられるからです。

　その一方でリスクが多い環境では、不安になりにくく大胆なＬＬ型の人は生き残るのが困難になります。リスクに気づくことができないので危機的な状況に陥りやすく、壊滅的な損害を被るからです。たとえば、ＬＬ型の人は稲が育たない予兆に気づかずに放っておいてしまいます。そして、稲がどうしようもない状態になって初めて育て方が悪かったことに気づきます。主食である米が獲れないということは、ほぼ1年分の食料を失うということです。こうなると、生き残るのは大変困難だったことでしょう。

　日本は稲作が簡単ではない上に、災害が起こりやすいという環境もあって、まさにリスク大国でした。このような環境では不安になりにくいＬＬ型の人は不利です。環境に適さない者が減っていくという「淘汰」についてはすでに解説しましたが、日本では世代交代を重ねるごとにＬＬ型が淘汰されて徐々にその数を減らしてきたようです。

　環境の中で生き残りにくい……これだけでも淘汰には十分な条件です。ただ、ＬＬ型を淘汰したのは環境だけではなかったようです。実はさらにＬＬ型の人を追い詰める社会的要因がありました。それは、ＳＳ型が多数派を占める社会は「同調圧力社会」になりやすいということです。ＳＳ型は不安遺伝子であるだけでなく、同調圧力遺伝子でもあるのです。

なぜＳＳ型が同調圧力遺伝子になるのでしょうか？　それは、大きな集団や組織に守られることで不安が減るからです。不安遺伝子が社会のマジョリティ（多数派）になると、その社会は集団主義的になります。みんな不安になりやすいので、みんなが「みんなと一緒」を強く求めるからです。世界的に見ても、ＳＳ型が多数派の社会や文化は集団主義的になりやすいことが知られています。

そして、「みんなと一緒ではない」人を嫌います。みんなと違う人の行動は予測できません。予測できないことは不安をもたらします。この不安を「みんなが嫌う」ので、ちょっと違う人を社会から排斥する圧力になるのです。つまり、ＳＳ型が多数派の社会では、「自分たちとは違う」と思われる人は嫌われやすくなります。

ＬＬ型の人は楽観的で大胆です。悲観的で慎重なＳＳ型の人とは真逆の性格なので、相性がいいとはいえません。したがって、ＳＳ型が多数派の中では、大胆な行動が悪い意味で目立って嫌われてしまったのではないかと思われます。もちろん、嫌われるだけで子孫を残せなくなるわけではありませんが、いざという時に助けてもらいにくい状況に陥ってしまえば、自然と淘汰されていくことになるでしょう。このこともＬＬ型を淘汰する圧力になったと考えられます。

不安遺伝子と同調圧力

こうして、日本では不安になりにくいＬＬ型遺伝子の保有者の割合がどんどん減っていきます。研究によって幅がありますが、私が確認した限りでは、ＬＬ型は日本の人口の３％～６％。その一方で70％弱の人が不安になりやすいＳＳ型です。

ちなみにアメリカと比較すると、日本のＬＬ型がどれだけ少ないか、ＳＳ型がどれだけ多いのかがわかると思います。アメリカはＬＬ型が世界最多といわれていて、30％を超えています。ＳＳ型は18％程度です。どちらが良い悪いはないのですが、これだけ違えば社会も文化も価値観も、違ってくるのは必然といえるでしょう。

強迫的であることを良しとする人が多く、さらに強迫的であることを相手にも求める雰囲気があったとしたら…これはもはや一種の同調圧力ですよね。このような圧力があると、誰でもそれに合わせざるを得ません。こうして、医学者たちが指摘したように、「日本全体が強迫的」という状況が作り出されるのです。

生まれた時からこの環境にいると、あまり疑問にも思わなかったかもしれませんが、私たちは、実はこういう社会を生きているのです。

④保守的な遺伝子

日本人の遺伝子には不安遺伝子以外にも特徴があります。それは新しいチャレンジを求めるか、保守的に同じことの繰り返しを求めるか…を決める遺伝子です。この遺伝子は「ＤＲＤ４」と呼ばれています。この遺伝子はその長さに個人差があるのですが、長いとよりチャレンジングな性格や気質に、短いとより保守的な性格や気質になるといわれています。

チャレンジングになりやすい長い遺伝子の保有者は、日本人の場合、１９９９年に公表された少し古いデータでは５％程度。研究規模は小さいですが、より新しい研究（２０１０年）では50人程度の参加者の中に皆無でした。50人で０人ですから、もしかしたら１％以下という可能性も考えられます。

つまり、**チャレンジングな遺伝傾向を持つ人は、日本人にはほとんどいない**ことが示唆されています。

チャレンジングな人が多い欧米

ＤＲＤ４遺伝子の長い人が１％以下という数字がいかに少ないのかは、他の国と比べてみるとよくわかります。世界で最も多いといわれている国はやはりアメリカです。同じく１９９９年の研究では16％と報告されています。楽観的な人が多いことと合わせると、新しいチャレンジを阻む要素がとても少ない社会といえるでしょう。新しいチャレンジを称える文化にもこのことが反映されているかもしれません。

他の国ではデンマークやスウェーデンもアメリカ並みに多いようです。ＤＲＤ４遺伝子が長い人は、チャレンジングなだけでなく、目新しいものを好みます。慣れ親しんだものが嫌いなわけではないのですが、心の中でそれよりも新奇な刺激を好む力が強いのです。デンマークもスウェーデンもヴァイキング（海賊）の国です。大海原を旅するのは新しい何かが待っているのでロマンいっぱいです。でも、当時の航海技術ではとても危険なことです。未知の世界と新しい何かを求める人が活躍できる環境が長く続いた結果、そういう遺伝子を持つ人が増えていったのでしょうね。

保守性と心配払拭第一主義

日本にチャレンジングな人が極端に少ない理由はよくわかっていません。ただ、一つの考え方としては、先述した5-httplr遺伝子ＳＳ型の人たちが多い集団主義的なところが影響した可能性があります。なぜなら、こうした社会の中では、新しいことをしようとする人が生まれにくくなるからです。

集団主義的な社会で「みんなと違うことをしようとする」人が生き残るための条件は2つあります。その条件の1つは、「集団が困難を抱えていて、有効な手立てを見失っている」ことです。この状況では「みんながやっていない新しいこと」を排除しにくくなります。もう1つの条件は、その人が集団の雰囲気を作れる有力者であることです。「この人がやろうとするなら…」という雰囲気を作れれば、集団主義の働きでみんなが協力的になります。

ただ、逆に言うと2つの条件が揃わない限り、集団主義のもとでは新しいことは排除されるのです。発想や行動を排除することと人を排除することは別ですが、集団主義の中で集団に支持されにくい人が排除されたり、立場が悪くなったりすることは少なくなかったでしょう。こうして、日本ではチャレンジング遺伝子を持つ人が少なくなったのかもしれません。

会議が簡略化されにくい日本

保守的であるということは、「不安」ほどではありませんが強迫性を強める要因の一つです。なぜなら、「決められた通りになっていなければ！」という「固さ」をもたらすからです。不安遺伝子を持っていると心配になりやすいので、心配払拭第一主義に陥りやすくなります。ここに、遺伝的な「固さ」が伴うと、「決まったとおりになっていないと心配、怖い！」となって、さらに強迫的になるのです。

第3章の冒頭で、楽しんでいるかもしれないプチ強迫性障害に「事務」の中で起こりがちな例を紹介しましたが、「ずっとやってきたこと」をなかなか変えようとしないのも、不安遺伝子を持つ日本人の特徴の一つといわれています。

もちろん、日本人的なプチ強迫性障害の成功例もあります。たとえば、自動車メーカーのトヨタ自動車の「改善（ＫＡＩＺＥＮ）文化」です。トヨタには成果が出ている時であっても徹底して「もっと改善できないか？」と突き詰める文化があります。順調な時でも、ある意味で強迫的に改善を追求することで、世界的な成功を収めたのです。

しかし、ビジネスに見られる日本人のプチ強迫性障害の弊害を指摘する識者もいます。たとえば、日米のビジネス事情に詳しい『ニューズウィーク』日本版のコラムニスト・冷泉彰彦氏がその一人です。氏によると、日本では機能的でない旧態依然とした事務手続きや意思決定の会議が繰り返されていて、このことが日本の生産性を押し下げていると指摘しています。

このように私たち日本人は、「保守的遺伝子」の働きで頑なに同じことを続けようとします。その結果として、日本人の身の回りには数々のプチ強迫性障害が溢れています。ただ、私たちは遺伝的にこのことに慣れ親しみすぎていて、そのことに気づきにくくなっているようです。

プチ強迫性障害を楽しむのもいいですが、見直して何かを変えるともっと素敵に生きられるタイミングが来ているのかもしれませんね。

⑤遺伝子を活かした生き方

プチ強迫性障害は幸せをもたらす場合もあるため、病気と決めつけて無闇に「やめましょう！」とすることはいいことではないということと、日本人は遺伝的に不安遺伝子を持つ人が多い上にチャレンジング遺伝子を持つ人が少ない傾向にあり、これが「日本全体を強迫的に」していることを紹介しました。

遺伝子は変えられないものですし、一部の能力や物事の感じ方や感情のパターンに強く影響するものです。たとえば、数学が苦手で、どんなに頑張っても…という苦しい経験をした方も多いのではないでしょうか？　一説によれば、数学的な能力は80％が遺伝子で決まるといわれ、スポーツや音楽の能力もほぼ遺伝子で決まるといわれています。

遺伝子がもたらす能力は必ずしも100％が親から子へ受け継がれるわけではありませんが、基本的には遺伝子による特性への影響は無視できないレベルで出てくるものと考えていただければと思います。そのため、遺伝子に逆らうと、苦しい人生になることも多いでしょう。

日本人の幸せとは？

強迫的になりやすい遺伝子を持つ私たちはプチ強迫性障害とどのように付き合えばいいのか――。その一つの答えは、遺伝子に逆らわないということです。

幸せの考え方はさまざまですが、「遺伝子を活かした生き方」というのが一つのヒントになるかもしれません。**何ができるかできないか、何を喜べるか喜べないかには、遺伝的に持って生まれたパターンがあります。**このパターンは何に幸せを感じるかに影響します。不安遺伝子を持っている人は、心配の払拭が大きな幸せになることもあるのです。

ここで、日本人の遺伝傾向と幸せを考えるための興味深いデータを紹介しましょう。

マーケットリサーチの世界的なネットワークを持つコンサルティング企業「イプソス」が２０１９年に行った幸せの要因についての調査では、ほぼすべての国で「健康」「家族」「人生の意味」「安全」が大事だという結果が出ました。これらは遺伝傾向に関係なく誰もが共通して、生きる上で大事なことと感じているようです。

この調査では日本人特有の特徴も指摘されています。たとえば、幸せに強く関わる要因として「生活をコントロールしている感覚」を挙げる回答が、日本ではアメリカをはじめとした他の多くの国より少なく、代わりに「自分の自由時間の量」を挙げる回答が他国と比べて上位であるという結果が出ています。どうやら、日本人の多くは自分の暮らしや生活が何かに支配され、コントロールされていてもいい一方で、「誰かに生活をコントロールされていたとしても、自由時間さえ確保されていればいい…」という人が多いようです。

おそらく、これは日本人の集団主義の影響だといえるでしょう。集団主義では、集団から与えられることを待つ受動的な態度が求められます。自由時間も「誰かに与えられるもの」という感じ方があるのかもしれません。

自分の意志で人生を投資すること

第1章で紹介した出張前の確認強迫の例を見てもわかるように、心配払拭第一主義に振り回されてプチ強迫性障害に陥っていると、本来は自由に使えるはずだった時間をプチ強迫性障害に奪われてしまいます。つまり、日本人の遺伝傾向を安易に受け入れることで自由時間を失って幸せを実感しにくくなるというジレンマが生じてしまうのです。
では、どうしたらいいのか。ここで、第3章で紹介した「人生の投資」の話を思い出してください。自分の意志で時間を捧げて、心配払拭第一主義を織り込み済みで暮らしを設計したとしたらどうでしょうか？

たとえば縁起強迫なら「神様は毎日拝んでおかないと気持ち悪くて…でも、神様のおかげで幸せ」と納得できていれば、あるいはまた不潔強迫でも、「私はきれい好きが過ぎるかもしれないけど、〝清潔にしている〟という実感が持てると安心で嬉しい」と思えれば、幸せといえるのではないでしょうか。

このように、どんなプチ強迫性障害も「自由な時間を好きなことに使っている」と納得して人生に織り込めば、生活が脅かされることも後悔するリスクを背負うこともほとんどないといえるでしょう。特に、不安遺伝子を持った**多くの日本人にとっては「プチ強迫性障害を自分らしく生きる」ということで幸せを感じられることも大いにあり得る**のです。

よく考えずに「心配にコントロール」されて時間を捧げているとしたら、言い換えれば、自分自身の明確な意志なしに、いつの間にか人生を投資させられているとしたら、それは「自分の自由な時間」を失うだけです。これが続くと、いつか後悔する日が来るのではないかと思います。

仮に「後悔も含めて私の人生！」と納得できるのであればいいのかもしれませんが、先に紹介したように、後悔の多くは心の豊かさを激減させます。私の研究では、後悔が自責の念を募らせて、重いうつ病の一因にもなるということが示唆されています。また他の研究でも、後悔が他者に「バカにされた」「裏切られた」という思いを増幅することも示されています。

つまり、「後悔」を抱えたまま幸せになれる方はほとんどいないのです。プチ強迫性障害が後悔を増やすだけになってしまうなら、生き方を見直したほうが幸せでしょう。私もそうですが、誰にでも多少のプチ強迫性障害はあります。あなたのプチ強迫性障害、そして周りの人のプチ強迫性障害にとって、貴重な人生を投資する価値があるかどうかが大切なのです。プチ強迫性障害に人生を投資する価値があるかどうか、考えてみるのはいかがでしょうか？

第5章　強迫性障害を科学する〜脳科学編〜

ここまででお伝えしてきたように、強迫性障害は自分の意志で楽しんでいるのであれば問題なく、自分の意志とは裏腹に「心配払拭第一主義」に陥ってＱＯＬが下がってしまっているのが問題なのです。しかし、その自分の意志とは裏腹の行動に駆り立てているのは、まぎれもなくその人の脳です。とても矛盾していますよね。

では、いったい何が心配払拭第一主義を選んでいるのでしょうか？　その時、私たちの脳の中はどんな状態になっているのでしょうか？　この章ではその謎に迫りましょう。

実はこの謎を解き明かすことは、人間を知り尽くすことでもあります。なぜなら、プチ強迫性障害をもたらす脳と心の秘密は、恋愛、結婚、投資、進学、就職、購買行動など、人生のあらゆる選択に影響するものだからです。

この秘密を知ることができれば、強迫性障害やプチ強迫性障害をコントロールすることもできます。これは今日からのあなた自身の選択をより幸せなものにし、さらに、周りの人たちの選択もより幸せなものにしてあげられます。では、ご一緒に参りましょう！

①脳の「ハッキングプログラム」

みなさんのスマホにはセキュリティのプログラムが入っていますよね。もちろんそれは、スマホに入っている大事なデータをウィルスから守るためです。俗にウィルスと呼ばれる不正プログラムなどに感染すると、スマホはみなさんの意志とは関係なく個人情報を流したり、アプリを立ち上げたり…持ち主の意に反した動作を始める、つまり「ハッキング」された状態になってしまいます。あなたの脳と心をスマホにたとえると、強迫性障害はそのウィルスのようなものです。意志に反して儀式的行為に導くのですから…。

でも、ご安心ください。私たちの脳と心にもセキュリティのプログラムがあります。それは「意識」です。ただ、**強迫性障害はなかなか面倒な〝ウィルス〟で、この意識によるセキュリティをも安々とかいくぐり、私たちの脳と心をハッキングできてしまう**のです。

なぜ、私たちの脳と心は安々とハッキングされてしまうのでしょうか？　原因は、実は私たちが進化の中で獲得してしまった、いくつかの心と脳の矛盾（パラドックス）にあります。その秘密に迫るため、まずは「意識」について解説していきましょう。

意識の秘密

世界的な神経科学者（脳科学者）のA・ダマジオによると、私たち人間の意識は他の動物のそれと大きく異なります。他の動物の意識の大部分は「今」という瞬間の状況把握に集中しています。したがって、「この先の展望」は極めて短期的です。

しかし、人間の意識は違います。この先の展望力に極めて優れているのです。そして、かつて展望した現在（心理学では〝展望記憶〟と呼ばれます）と実際の現在の差をモニタリングしています。身の回りの状況が期待から大きく外れていないかを常に監視し、「展望通りに物事が進むようにしよう」という「意志」を私たちに与えます。私たちが長期にわたる目的に沿って行動できるのは、この意識の働きのおかげです。

ただ、私たちの意識は時に「意志」を見失います。見失わせる原因はさまざまで、私が長年研究しているうつ病もその一つです。ただ、うつ病によるハッキングは気づく人がほとんどです。なぜなら、うつ病は本当に辛くて、苦しくて、違和感が満載だからです。そのため、うつ病の人は治療を求めてきます。

しかし、プチ強迫性障害には「儀式に伴う安心」などのメリットもあります。苦しさもうつ病ほどではないので、意識をハッキングされても違和感がなく、その侵入に気づくことができていないのです。結果、**自分で選んだわけではないのに、儀式的行為を自分の意志で選んでしているかのように錯覚**させられ、その行為に依存してしまいます。

銀行の取引システムにたとえるなら、長期にわたってよくわからない相手に送金を続けているようなものです。1回1回の振込額は少額でも、その期間が長くなればなるほど被害額は膨大になります。無視できない問題です。

この原因は、スマホに入り込んだウィルスと同じように、「バグ」や「脆弱性」と呼ばれるシステムの矛盾にあるものなのです。

②脳と心はバグだらけ

ここからは、脳と心のバグについて説明していきたいと思いますが、その前にここで少し、「進化」について説明させてください。

進化とはあらかじめ一つの完成形を想定して展開したものではありません。進化とは「生き残って子孫を残す」、たったこれだけの目的のために、5億年もかけて試行錯誤してきた結果です。環境に適応できた者は子孫を残し、適応できなかった者は淘汰される…この繰り返しの結果の一つが、現在の私たちなのです。

5億年の試行錯誤

体の進化では形も役割も変化することが多々あります。たとえば私たちの耳は、ご先祖が魚のような生き物だった時代にはエラだったといわれています。しかし、今では耳を水

脳と心の4層構造

ワニの脳・ウマの脳・サルの脳・ヒトの脳

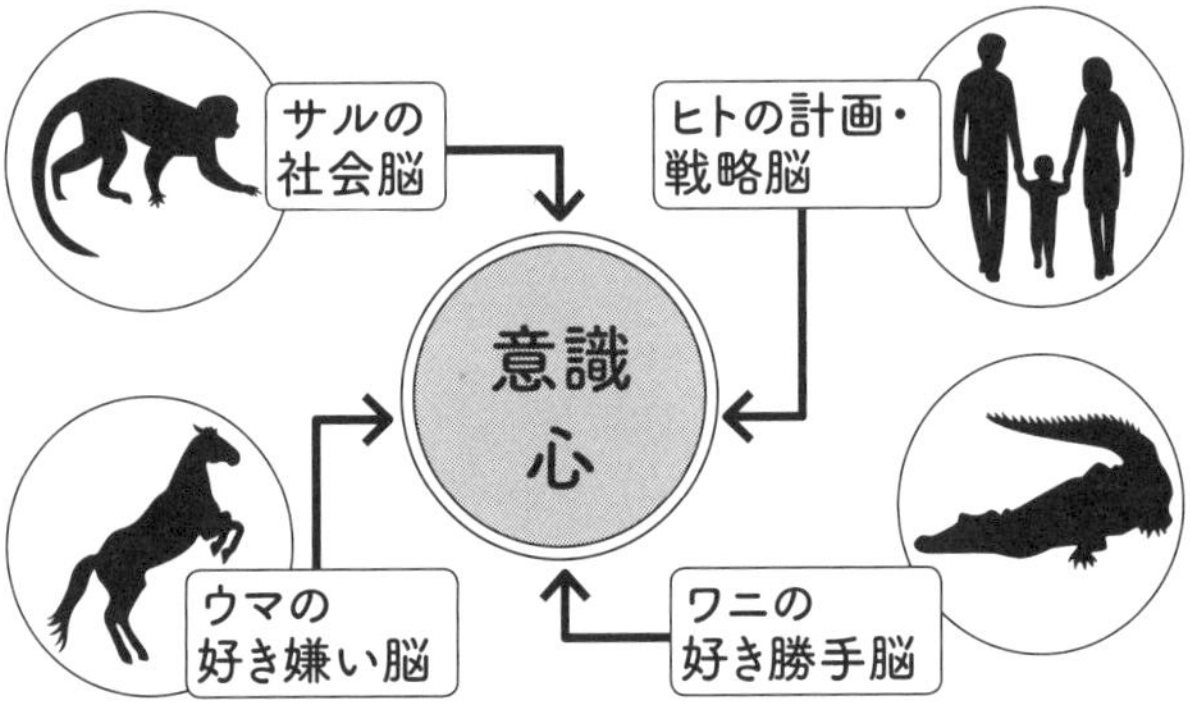

につけても呼吸はできません。まさに形も役割も変化しているのです。

しかし、脳の進化では事情が異なり、体の他の部分と比べるとかなり特殊です。私たちの脳は、ご先祖の脳がほぼそのままの形で残っており、担う役割のほとんどが変わっていません。私たちの脳と心では、遠いご先祖が獲得したさまざまな想いが今でも息づいているのです。

つまり、私たちの脳の進化とは、古い脳の働きはそのままに、その働きの補完や、時には古い脳をコントロールする新しい機能のアドイン（追加）を繰り返すことだったのです。

この進化をコンピューターのシステムにたとえてみると、どうなるでしょうか？　答えは簡単です。**古いシステムと新しいシステムが干渉し合う状態**になっているのです。

多少大雑把ですが可能な限りシンプルに説明すると、意志や行動を司る脳は、１１０ページの図のように４つのシステムの複合体となっています。

これらのシステムをそれぞれの働きを象徴するよく知られた動物にたとえて、太古のシステムを「ワニの脳」、原始のシステムを「ウマの脳」、比較的新しいシステムを「サルの脳」、そして最も新しいシステムを「ヒトの脳」と呼ばれています。

私たちの脳と心はこの４つのシステムが干渉し合ってバランスを取っている状態です。その結果、どのシステムも存分にその機能を発揮することができなくなっています。システムにちょっと詳しい方なら、この状態は**バグが発生しやすく脆弱性に満ちた危険な状態**であることがわかるでしょう。

強迫性障害から私たちの意志を取り戻すためには、この４つのシステムが織りなす、私たちの脳と心の仕組みを知る必要がありますので、ここから一つ一つのシステムをさらに詳しく紹介していきましょう。

③生存本能の原点「ワニの脳」

太古のシステムともいえるこの「ワニの脳」は、あらゆる意識の根源です。ここが損傷すると、私たちは意識を失います。

主な働きは「本能と反射」と呼ばれることが多いのですが、生存と生殖のために本能的に快楽を求め、苦痛を嫌がります。専門的には脳幹と呼ばれる脳の機能が中心です。より専門的な言葉で解説すると、感情の中心である扁桃体、快楽の中心である側《そく》坐《ざ》核《かく》のなどの機能も、このワニの脳に含まれます。脳のほぼ中心の領域で、私たちのご先祖が魚類だった時代には獲得されていた機能だとされています。

私たちは直接的に生存と生殖に都合のいいことが快楽になるように作られています。したがって私たちは、この脳に支配されている時には、休憩する、食事をする、睡眠をとる、セックスをする…などなど、快楽のためだけに動きます。

快楽を求め苦痛を嫌がる衝動はとても強く、さらに短絡的です。ワニの脳は、まったくと言っていいほど時間を無視します。したがって、**飽きるまでただひたすらに快楽を追求する**のです。

「ワニの脳」と呼ばれる所以は、この脳の働きを象徴する動物である「ワニ」にたとえてのものです。なお、現代のワニは子育てをするなど、ある程度の社会性も備えていますが、他の動物と比べると相対的に本能と反射で動く割合が高い動物ではあります。

ワニの脳だけでは生き残れなかった…

ワニは2億年以上前から現在とほぼ同じ姿で、ほぼ同じライフスタイルを続けている動物だと考えられています。環境に合わせて大きさは変化してきましたが、基本的には脳も心も太古の時代からあまり進化していません。

なぜ、ほぼ進化なしで生き残ることができたのかといえば、それはワニが水辺の最強生物だからです。現代では群れをなしたカバには敵わないようですが、ワニを脅かす生物はほぼいません。入り江に生息するワニは、時には海に出てサメを捕食することもあるのだとか…。免疫力も最強で、病気知らずです。幼少期を除けば逃げ回る必要もありません。

そのため、この脳の働きを中心とした暮らしでも今日まで生き残ることができたのです。

しかし、私たちのご先祖の原始的な哺乳類は、ワニのように生きるわけにはいきませんでした。ワニほど強くなかったからです。私たちのご先祖は恐竜にもワニにも大型化競争で敗れて小型化しました。陸では恐竜に、水辺ではワニに食われるリスクと常に隣り合わせで、病気に感染するリスクも、少なくともワニより高かったと考えられています。

ただ、この弱さが脳と心の進化をもたらしたのです。ここからは、私たちのご先祖がどのような進化を遂げて身を守ってきたのかを見ていきたいと思います。

④好き嫌いを左右する原始のシステム「ウマの脳」

恐竜やワニよりもずっと弱い個体は、安全のモニタリング能力に優れていたほうが有利です。さらには、リスクを予期できると、なお有利になります。そこで私たちのご先祖は、**危険な予感がするものを嫌うようになり、危険な予感がしないものを好む**ようになりました。そのために獲得したのが「好き嫌い」という感情です。あまり知られていませんが、実は好き嫌いとはもともと安全を確保するシステムだったのです。

このシステムを司る脳は「ウマの脳」と呼ばれています。ウマと聞くと、相対的におとなしく改良された家畜馬をイメージする方が多いかもしれませんが、ウマは元来、非常に好き嫌いが激しい衝動的な動物です。非常に警戒心も攻撃性も強く、今でも競走馬は気に入らない人は乗せない…ということもあるようです。そこで、好き嫌いの象徴として「ウマ」にたとえられています。

ウマの脳はワニの脳をほぼ包み込むようになっている大脳辺縁系と呼ばれる部分の多くが該当します。そして、安全のモニタリングの結果を「心の痛み」として脳全体に伝えます。心の痛みのおかげで、私たちはリスクを察知し、安全を確保できるのです。

また、リスクや安全のデータベースがあると、好き嫌いをより有効に使えます。そこで、記憶する能力も発達しました。特にリスクのデータベースは生存に重要なので、「恐怖」関連の情報はより優先的に脳内にキープされます。

恐怖は激しい情動で、車にたとえるならターボエンジンのようなものです。常に恐怖全開…になると、エネルギー消耗が激しくなります。そこで、恐怖のアイドリング状態としての「不安」や「心配」という感情も身につけるようになりました。

「心の痛み」をもたらすシステム

ここまでが原始のシステムであるウマの脳の働きです。恐竜やワニに怯える原始哺乳類だったご先祖は、このシステムの働きを発達させることで生き残ってきたのです。そして、好き嫌い機能の延長で仲間への愛着をもたらし、原始的な群れや社会も作れるようになります。その中で子どもや仲間を慈しむ心も持てるようになりました。

しかし、ウマの脳の働きはいいことだけではありません。ウマの脳はとても苦しい「心の痛み」の発生源です。進化に伴って脳と心が複雑になると、心の痛みの始動スイッチも増えていきます。詳しくは本章の⑦から紹介しますが、進化しすぎた私たちの脳は、ある認知バイアス（社会的な錯覚）で心の痛みのスイッチが入りやすくなっています。その結果、強迫性障害へと導かれてしまうのです。つまり、このウマの脳の働きこそが、私たちを「儀式的行為」へと取り立てる〝本丸〟ともいえるでしょう。

⑤喜びと苦しみをもたらす社会脳「サルの脳」

群れで組織的に助け合えると、より有利に生き残り、子孫を残せる…。そこで私たちのご先祖はやがて、集団行動に優れた類人猿、そして原始人類に進化しました。集団行動には秩序や意思伝達のラインが必要になるので、上下関係が生まれます。

また、仲間同士の意思疎通も必要になるので、相手の様子、特に顔色から相手の感情を読み取って理解することも必要になります。こうして、**相手の感情や自分の立場、上下関係をモニタリングするサルの脳**が獲得されました。

この脳の説明は少々長くなりますが、お付き合いくださいね。サルの脳は自分の社会的価値のランキングもモニタリングしています。このモニタリングの結果がいいと、いい意味でウマの脳を刺激して、安心感などをもたらし、私たちはいい気持ちに誘導されます。

また、この脳の働きのおかげで、私たちは他者の表情や感情表現を参照することもできるようになり、協力や同調もできるようになります。その結果、より一体感のある社会が作られるのです。

お互いに尊重し合う社会を生きる喜びを私たちに与えてくれるのは、このサルの脳です。サルの脳があるからこそ、私たちは人間らしい交流を楽しむことができるようになったのです。

ダークサイドとブラックサイド

ただサルの脳には、私たちを幸せにするだけではなく、ダークな一面もあります。それは**「一体感のある人は味方、一体感の乏しい人は敵」と敵味方に区別する脳**だからです。

敵味方の区別は「攻撃」につながります。つまり、私たちを敵味方に分かれての闘争に導くのは、この脳の仕業《しわざ》だったのです。

また、「敵」とみなされるリスクを恐れるのもサルの脳の働きです。「同調圧力」という言葉がありますが、これは「同調しないと敵とみなされる、排斥される」というリスクをサルの脳が感じ取っているから起こることです。

さらに、サルの脳は自分の社会的価値だけでなく、他の人の社会的価値もモニタリングしています。その結果が自分より低いと認識すると、その人を見下したりいじめたりすることにもつながります。時に「脅かされる（支配される）側」ではなく「脅かす（支配する）側」になりたいと望む人が出てくるのもサルの脳の働きによるものなのです。

その一方で、サルの脳には私たちを追い詰めるブラックな一面もあります。**サルの脳は自分の社会的価値のモニタリングの結果が悪いと、自己価値を疑わせてウマの脳を悪い意味で刺激し、その結果、心の痛みが強く発信される**ことがあります。この状態が長引くと、うつ病と呼ばれる状態になります。うつ病になると、生きる気力や、食欲、性欲なども失います。つまり、生物としての最も基本的な欲求や快楽を奪われてしまうのです。

ただ、これはこれで社会的な生き残り戦略なので、無駄なだけではありません。立場が悪い時に大胆に動き回ると、ますます反感を買いますよね。そんな時は、社会に存在を忘れてもらったほうがむしろ安全です。うつ病で弱々しくなれば脅威とみなされにくくなるので、放っておいてもらえます。苦しくて身動きがとれないこともプラスに働き、隠れやすくなります。苦しいけど社会的な安全は増すのです。

しかし、うつ病には強い心の痛みが伴うので、自殺のリスクは高まります。自殺リスクと社会的排斥リスク…どちらも危険な状態であることには変わりがないのですが、場合によっては、社会的排斥は自殺より恐ろしいことと、脳は判断するのです。

社会も心もややこしくする

このように、社会が複雑になると、気にするべきことが増えます。その中で、サルの脳はいろんなことを考え、いろんな感情を私たちにもたらすのです。

サルの脳を獲得してから、私たちは機能的な社会を作ることができるようになり、他の動物よりも生存にも生殖にも有利になりました。しかし、その反面で生存と生殖よりも社会的なアドバンテージや安全をより強く求めるようになったのです。サルの脳は私たちの社会性を支える脳ですが、うつ病や社会的な諍《いさか》いのもとにもなります。なかなか取り扱いが厄介な脳でもあるのです。

このような**サルの脳がもたらす「厄介で不快な心理」から私たちを救ってくれるのが強迫性障害**です。その仕組みは後ほど詳しく紹介しますが、強迫性障害には、サルの脳に悩まされることを減らすというメリットもあるのです。

⑥想像と創造の脳「ヒトの脳」

ワニ、ウマ、サルの脳に続いて、人類になってから進化した脳、通称・ヒトの脳を紹介しましょう。おおむね額の左右外側に位置する、最も新しく獲得した脳の領域がヒトの脳です。この脳は計画性や展望を担い、苦痛を緩和する働きもします。

サルの脳の働きが強化されていく中で、私たちのご先祖の社会は組織的に仲間同士が守り合う仕組みが充実し始めました。そうなると、他の動物との生存競争は相対的に重要ではなくなります。サルの脳のダークサイド、ブラックサイドでも説明したように、私たちのご先祖は人類同士で時に協力し合い、時に競い合い、時に奪い合うようにもなりました。

たとえば、隣の群れとの生存競争が激しくなったりしました。その中では、隣のライバルを出し抜く長期的な戦略や展望が必要になります。また、同じ群れの中でもランキング争いが起こったりします。そんな時も、展望や戦略が必要になります。

そこで、**計画性や先行きの展望ができる脳が進化**し始めました。この進化が、人類の脳が他の動物の脳よりも優れている部分です。ヒトの脳は「まだ見ぬ世界」を「想像」する力を持つに至り、さらに想像を計画的に遂行することで、新しい世界の「創造」もできるようになりました。

ワニ・ウマ・サルの脳を抑制する

一方で、先行きを展望し、計画的になるためには「今、ここ」の快楽や苦痛、そして好き嫌いだけに強く反応するワニの脳やウマの脳は邪魔になります。どちらの脳も衝動的で短期の目標に縛られた刹那的な脳なのです。

ウマの脳の節では、恐怖をターボエンジンにたとえましたが、同じようにワニの脳の怒りや歓喜、刹那的な快楽を求める欲望もターボエンジンです。これらが一気に発動してしまうと、私たちは「今、ここ」に縛りつけられ、先行きを見据えた計画的な行動がとれなくなります。

つまり、「今、ここ」の衝動は先行きの展望を阻害し、私たちから展望力と目的意識を奪うのです。そこで、ヒトの脳が働いている時はワニの脳、ウマの脳の「今、ここ」の衝動や感情、快楽への欲望を抑制できるようになりました。

このように、私たちは計画や戦略といった長期的な目標に意識を集中させることで、ワニの脳が求める快楽もウマの脳が暴れ回るかのような好き嫌いもコントロールできるようになったのです。たとえば、私たちが眠気を我慢しながら居心地がいい布団から飛び出して早起きできるのは、ヒトの脳がワニの脳もウマの脳もコントロールできているおかげなのです。ヒトの脳はすごいのです！

また、未来を展望している時には、周りの仲間の顔色や、「今、ここ」での自己価値のモニタリングや感情も邪魔になるだけです。そこでヒトの脳が働いて、人の顔色や自分の立場を気にするサルの脳の働きの一部を一時的に抑制できるようになりました。この働きによって、サルの脳のダークサイドもブラックサイドも抑えることができるのです。つまり、社会のややこしさや人間関係の複雑さに煩わされることも、うつ病に苦悩することもなくなるのです。

これだけヒトの脳がすごいわけですが、それにもかかわらず、なぜ私たちは強迫性障害に陥ってしまうのでしょうか？

この仕組みは次の節で解説しましょう。

⑦ウマの脳と「損失回避バイアス」

さて、ここまで脳の進化の概要を解説してきました。その中で、いくつかの矛盾が生じていることにお気づきでしょうか？

サルの脳の途中まではあまり矛盾なく進化していましたね。ワニの脳では生存と生殖を達成できなかった私たちのご先祖が、身を守るために好き嫌いのウマの脳を獲得し、群れの恩恵をより機能的にするために集団行動ができるサルの脳を獲得しました。すべては生存と生殖という目的を果たすという方向性で一致しています。

しかし、サルの脳がランキングのモニタリングをして敵味方を区別するようになり、人間同士がお互いに脅かし合い、出し抜き合うようになって…。このあたりから目的が変わってきたように思いませんか？　生存と生殖を有利にするための進化だったはずが、サルの脳とヒトの脳を獲得すると、生存と生殖で大事な役割を果たす脳の大部分をそれらがコントロールするようになってしまったのです。サルの脳のうつ病システムやヒトの脳が機能しすぎると、私たちは生存も生殖も忘れてしまうかもしれません…。こうなると生物の進化としては本末転倒ですよね。

それでも、進化とは素晴らしいものです。進化と淘汰を繰り返す中で、この矛盾に対する最適解が登場しました。それは、どの脳も「中途半端に心（意識）を支配できる」という干渉を前提としたシステムです。ワニ、ウマ、サル、ヒト、どの脳も状況に応じて一時的には私たちの意識を支配できるようになったおかげで、私たちは生存と生殖を追求するという生物としての目的と、社会における「人間（human）」としての在り方のバランスが取れるようになりました。

4つの脳が干渉し合う

私たちの脳と心は、４つの脳の絶妙なバランスの中で、正気、つまり正常な状態を保っています。しかし、絶妙なバランスを取っているということは、逆に言えば、どの脳も意識のパーフェクトな支配はできない状態でもあるのです。どの脳も常に他の脳からの干渉があるような状態なので、そのバランスは崩れやすいともいえます。つまり私たちの脳は、矛盾やバグが起こりやすいという脆弱性を持つに至ったのです。

そのバグの中でも強迫性障害につながるものの一つが、「損失回避バイアス」です。このバイアスは、私たちが利益よりも損失によるリスクのほうを大きく感じることから始まります。

これはウマの脳の性質によるものです。たとえば、お金などの財産は好き嫌いのウマの脳と結びついています。財が増えればウマの脳が喜びますが、財を失うとウマの脳が嘆いて心の痛みを発生させます。このことは「時間という財産」にも当てはまります。

ウマの脳は恐竜に、ワニに、そして感染症に…と、さまざまな脅威に晒された環境を生き残るための脳でした。リスクだらけの環境下ではリスクに過敏な生物が生き残ります。そのため私たちのご先祖である原始哺乳類は、基本的にリスクを強く嫌がるようになり、リスクをより大きく感じるようになったのです。つまり、**リスクを大きく感じすぎるがゆえに、それを払拭するための強迫行為が必要だと錯覚するようになる**という仕組みです。

ちなみに損失回避バイアスは、結婚や投資、進学や就職など、あらゆる人生の選択に影響しています。特に日本人は、このバイアスの影響を拡大しやすい遺伝的および文化的な特徴を持つといわれています。つまり、「リスク回避」という選択をしがちなのです。

どのような選択が幸せか不幸かは「あなた次第」なのですが、この仕組みに気づいて合理的に考えることができれば、損失回避バイアスからは誰でもフリーになれます。「気づき」によってヒトの脳がコントロールできるようになるのです。

自分が今やろうとしている選択が本当に幸せなものかどうか…。本書を読んだあなたは、このことを忘れなければ損失回避バイアスからフリーになれます。今一度、選択を考え直すことができるようになれるのです。このアドバンテージ、どうか上手に活かして「本当の幸せ」を手に入れてくださいね。

ＰＴＳＤとウマの脳

こうしたウマの脳の働きは、他の異常心理にも影響します。たとえば、ＰＴＳＤ（Post Traumatic Stress Disorder：ポストトラウマティックストレスディスオーダー）です。これは、強烈な恐怖体験をした後に些細な刺激でも強い恐怖反応を示す状態が長く続くという異常心理のことで、適切なケアをしないと、何年も、場合によっては一生涯、引きずることになります。

ＰＴＳＤは原始哺乳類がリスクから身を守る仕組みとして獲得した心理だと考えられています。ラットの実験でも再現できることがわかっているので、つまり、哺乳類全般が持っている脳と心の仕組みだといえるでしょう。

なお、ＰＴＳＤにポジティブなバージョンはありません。強烈な幸福体験をしても、些細な刺激で強く幸福反応を示す状態が何年も続く…というハッピーな状態にはならないのです。このように、「リスク」というものは脳内において特別な重要性を与えられるものなのです。

ここまで、４つの脳の相互の干渉の中でも、ウマの脳が暴れやすいことを紹介しました。ウマの脳はかなりの暴れん坊ですが、損失回避バイアスは「気づく」ことで合理的に、つまりヒトの脳で考え直すことも可能です。つまり、ヒトの脳がウマの脳に干渉してバランスを取ることができるのです。

しかし、それでも強迫性障害のような「心配払拭第一主義」に陥ってしまうのは、この損失回避バイアスを巧妙にヒトの脳に侵入させるハッカーの存在があるためです。では次に、そのハッカーの正体に迫ってみましょう。

⑧巧妙なハッカー「不安の方程式」

損失回避バイアスでリスクを大きく感じさせるのは主にウマの脳の働きです。しかし、私たちの脳は4つの脳のどれも「中途半端に意識を支配する」ように作られているはずですので、ウマの脳だけで人生の重要な選択やプチ強迫性障害のように意識のほぼすべてを支配することは本来、不可能です。そうであるにもかかわらず、まるでウマの脳が意識を支配しているかのような状態になってしまうのはどうしてでしょうか？　実は、損失回避バイアスが脳全体を支配してしまうようなプログラムを巧妙に忍び込ませるハッカーの存在が他の脳にあったのです。

そのハッカーの脳科学的な実態はいまだ謎です。しかし、強迫性障害に悩む方々の力になりたいという思いを募らせた心理学者たちは、その正体を突き止めました。それが「不安の方程式」と呼ばれているものです。

不安の方程式

不安の方程式とは、イギリスの心理療法家のP・サルコフスキスらが強迫性障害に悩む方の支援に使っている心理学モデルです。どのような支援かというと、「心理教育」と呼ばれるものです。

心理教育とは「心の取扱説明書」を読むようなアプローチの仕方です。取扱説明書なので、ここまで紹介してきたような設計図ではありません。脳の進化の秘密の設計図…結構なボリュームでしたよね。少し情報量が多かったかもしれませんが、精神科医が教えない強迫性障害の真実を知るためには設計図も知る必要がありました。仮にあなたがなんらかの強迫性障害を抱えて生きているのだとしたら、そのまま生き続ける価値を認めるか、強迫性障害を〝卒業〟するか、あなたの意志で判断してほしいからです。

ただ、次章以降で紹介する強迫性障害の卒業メソッドを実践するだけなら話は別です。実は設計図を知らなくても卒業することはできます。特に心理療法を必要とする方は心が疲れていることが多いので、心理療法ではここまで詳しく説明することはほとんどありません。そこで、設計図の代わりに取扱説明書を紹介しています。

不安の方程式

$$\text{不安}=\frac{\text{危険性}\times\text{可能性}}{\text{対策の有効性}}$$

たとえば、車を運転するドライバーのほとんどは車の設計図を知らずに車を運転していますよね。ＰＣやスマホのユーザーも、ほとんどはその設計図を知りません。でも、マニュアルや取扱説明書があれば上手に使いこなせますし、簡単な修理もできます。

心も同じです。私たちは「心」というシステムのユーザーなのです。心の設計図のすべてを知らなくても、上手に心を使いこなすことはできます。実際、この方程式から強迫性障害に向き合うことで、多くの方が強迫性障害を軽減することができています。

不安が無限大（∞）になる方程式

それでは、ここから「不安の方程式」について紹介していきますが、それを理解するために、まずは少し数学の話をしておきましょう。

「１／０＝？」

１を０で割った時の割り算です。正確には「０」を「Ｘ→０（無限小)」と書くべきですが、ここでは「0は限りなく小さい値のこと」と解釈してください。

この式の「?」には何が入ると思いますか? 答えは「無限大(∞)」です。**分子がどんなに小さくても、分母が「0」に近ければ近いほど、つまり、割る数が限りなく小さくなればなるほど、その解は無限に大きくなります**。

これを踏まえて、不安の方程式では不安を引き起こすような要素、つまり「最強最悪の事態」を分子、その対策の有効性を分母の分数で表します。つまり、不安への対策の有効性がほとんど「0」、つまり「X→0(無限小)」だと感じたとしたら、その危険性や可能性がどんなに小さくても、不安は無限大(∞)になります。要は、「有効な対策がない」と感じてしまうと、そこに生じる不安は限りなく大きくなるのです。

それでも分子が「0」なら問題はないのですが、残念ながら「リスク」に囲まれて生き残ってきたご先祖から遺伝子を受け継いだ私たちは、ウマの脳で「最強最悪の事態」をたくさん発見してしまいます。たとえば、「何かに感染して病気になって死ぬかもしれない」という最強最悪の事態を想定し始めた時、それを「100%ない」、「可能性は0%」と断言できるでしょうか。一度心配し始めると分子は「0」にはなりません。つまり私たちは、可能性が低いリスクでも、それをリスクと感じた時点で、「無限大(∞)の不安」を感じてしまう可能性があるのです。

不安に支配される心

不安とは、恐怖のアイドリング状態のようなものなので、リスクに過敏なウマの脳が「安全が脅かされている!」と判断すると、あっという間に恐怖という深い心の痛みが脳全体に発信されてしまいます。そして、その対策として恐怖を払拭する行動に私たちを駆り立てます。

この衝動は、まさにウマが全力で駆け抜けるようなスピードと勢いで訪れます。遠いご先祖はそうでなければ生き残れなかったので仕方がないのですが、この安全な現代においても、この勢いは変化することなく急激にヒトの脳まで支配してしまうことがあります。

つまり、目的意識と展望に優れるヒトの脳がウマの脳に支配されてしまうのです。ヒトの脳は不安に駆り立てられていない時は、逆にウマの脳をコントロールすることもできますが、無限大(∞)の不安のパワーには敵わないようです。

そうなると「恐怖を払拭する」という目的意識に駆られて、私たちの意識は「恐怖払拭」の展望一色になります。逆に言えば、他のことはどうでもよくなってしまうのです。

⑨心は強迫性障害に救われる!?

不安の方程式に心が支配されることで儀式的な強迫行為に駆り立てられるという脳の仕組みについて解説しましたが、心理療法の一つである認知行動療法では、強迫性障害に悩む人にこの不安の方程式を紹介し、〝ほぼあり得ない脅威〟に怯える生き方はどんなものかについて一緒に考えていくという手法でカウンセリングを行います。

多くの場合、カウンセリングの中で「この生き方を変えましょう」という文脈に促していくのですが、実は私のカウンセリングでは必ずしもそのようには致しません。なぜなら、第1部でも説明したように、この生き方にもメリットがあるからです。すでに「負の強化」というメリットは紹介しましたが、実はそれ以外にもメリットがあります。

それは、**強迫性障害がサルの脳のダークサイド、ブラックサイドから私たちを解放して**

くれるというメリットです。すでに紹介したように、サルの脳は私たちの社会性を支える脳ですが、うつ病や社会的な諍いのもとにもなります。「厄介で不快な心理」を私たちにもたらします。しかし、仮に心配払拭第一主義であっても、ヒトの脳が強く働けば、サルの脳を抑制してこのような心理から私たちを解放してくれるのです。

不安が「厄介で不快な心理」を軽くする

また、カウンセリングで強迫性障害の症状が軽くなるにつれて、うつ状態が重くなる場合もあります。これは強迫性障害がもたらす「心配と心配払拭の喜びのサイクル」で心をいっぱいにすることによって、「屈辱」や「悲しみ」や「絶望」といった、考えると苦しくなることから目を背けていた場合に起こります。強迫性障害は単純に治療すればいいものと考えてはいけません。強迫性障害に陥ってでも、「心から追い出したい何か」がある人もいるのです。

たとえば、親族に望まれたが不本意だった婚姻生活への激しい後悔や屈辱、就職や恋愛における喪失体験、チャレンジの失敗、親族との諍い、故郷の喪失…など、考えると心がはち切れそうになること、あなたにもありませんか？　私も人間ですから、もちろんたくさんあります。そういうことに目を向けて苦しむくらいなら強迫性障害に陥るほうが心穏やかに生きられることもあるのです。

私は他のカウンセラーが対応に困った方のカウンセリングを頼まれることがありますが、その中には「強迫的なこだわりが強すぎて話ができない」という理由で依頼されることもあります。プロのカウンセラーが持て余すほどの強迫的なこだわりなので、それは相当なものなのです。

しかし、よくお話を伺ってみると、その方がとてつもなく深い喪失やトラウマティックな苦しい体験への苦悩に耐えていらっしゃった…という例も少なくありません。このような方は強迫的なこだわりで心を守っているだけでなく、強迫的なこだわりに誇りを持つことで自尊心を保っていることもあります。実は強迫性障害に心を救われている人もいるのです。

実はかく言う私も、自己診断ですが「ワーカホリック」型のプチ強迫性障害です。しかし、「今は」このままでいいと思っています。

私はワニの脳に流されやすいので、結構な怠け者です。なので、この仕事強迫のおかげでバランスが取れているところもあります。それでも、ずっと続けようとは思っていません。どこのタイミングになるかはわかりませんが、いつかはこのプチ強迫性障害を卒業して、もっと自分らしく生きようと思っています。あなたの場合はいかがでしょうか？

ところで、強迫性障害は自由に卒業できるものなのか…と疑問に思う人もいるかもしれませんね。実はできます。診断がつくほどの重度の強迫性障害であっても、心理療法家たちが研究してきた方法を駆使すれば、意外と簡単に卒業できるのです。次の章では、そのプチ強迫性障害を卒業する方法について紹介しましょう。

第６章

強迫性障害を「卒業」する

前章で紹介したように、私たちの脳は、４つの脳が干渉し合ってバランスを保っています。そして中でも、社会性の脳であるサルの脳のダークサイド、ブラックサイドが私たちを追い詰め、苦しめることも紹介しました。

しかし、先述したように、私たちの脳には全体を管理する「最強マネージャー」がいません。その隙間をぬって、不安の方程式に心を支配されてしまうこともあります。

でもご安心ください。現代の心理科学では、脳の脆弱性を補う方法がいくつも開発されていて、その中にはプチ強迫性障害の〝卒業〟有効なものもあります。そこでこの章では、強迫性障害を「いつでも卒業できる！」にする５つのステップを紹介しましょう。

①強迫性障害とは「強迫観念＋強迫行為」

強迫性障害を卒業するとはどういうことか。まずはそれについて説明しましょう。

心理学では強迫性障害は「強迫観念」と「強迫行為」に区別されています。強迫観念とは心配を生み出す連想のことです。たとえば、ワーカホリックであれば「もっと働かないと大変なことになる！」などです。

そして、強迫観念がもたらした「心配」が不安の方程式を発動させ、私たちを心配払拭に駆り立てます。ここが「プチ」であれ「診断レベル」であれ、強迫性障害に陥るか否かの分かれ道です。

なぜ分かれ道かというと、**不安払拭に駆り立てられても、そのための行動、つまり強迫行為をしなければ強迫性障害ではない**からです。つまり、強迫行為がなくなれば強迫性障害から卒業したということになるのです。

強迫観念はなくせない!?

「強迫行為がなくなれば卒業」と言いましたが、もしかしたら奇妙に思われる方がいらっしゃるかもしれません。強迫性障害は「強迫観念＋強迫行為」と紹介しているのに、もう半分の「強迫観念」はそのままでも卒業したことになるのかと…。

実は、強迫観念はそのままでも〝卒業〟になります。そもそも、強迫観念は卒業が極めて難しいことなのです。

強迫性障害治療の歴史の話になりますが、強迫性障害の正体が「強迫観念＋強迫行為」だということは、1970年代の時点ですでに明らかになっていました。そして、当時の心理療法家たちは「元を断つのが根本的な治療」と考え、強迫観念を「粉砕」する技法をあの手この手で生み出しましたが、その結果は無残なものでした。あまり効果が出なかったのです。当時は強迫観念を「考え方のクセ」のように捉えていて、「新しい考え方で病んだ考え方を書き換える（または粉砕する）」という治療法がよく行われていました。この方法は軽いうつ状態など、気を病みやすい方にはとても有効な方法でしたが、強迫性障害に対しては、ほぼうまくいきませんでした。

しかし、１９８０年前後から画期的な変化が起こりました。それは、「強迫観念は『考え方のクセ』ではなく『脳が作り出す〝出来事〟』と捉える」ようになったことです。「脳が作り出す〝出来事〟」というと不思議に思われるかもしれませんが、これは脳心理科学的には、人間の本質を捉えるための重要なポイントの一つなのです。実は、私たちの脳は感覚器官を通してインプットされた刺激を受け取っているだけではないのです。

私たちの脳は、脳の記憶回路に蓄積された「情報」を適宜引用して、自分と身の回りに起こり得る事柄を常にシミュレーションしています。心理学では、このシミュレーションの結果を「展望」または「展望記憶」と呼んでいます。このシミュレーションは無意識的かつ自動的なシステムで、考え方や意志の力でコントロールすることは難しいのです。

さらに、心の中ではこのシミュレーションは本当の出来事と同じくらいのインパクトを持ちます。だから連想された強迫観念は、あたかも「事実」であるかのように体感されるのです。つまり、強迫観念はコントロール不可能であり、さらに「事実」と同じ存在感のある「出来事」でもあるので、書き換えや粉砕を目指すだけ「無駄」なのです。

強迫観念は無駄ではない！

さらに、強迫観念はまったくの無駄というわけでもありません。自分自身または身の回りで起こり得る**「心配事」は、現実のものとなる可能性が「0（ゼロ）」とはいえない**ことがほとんどです。たとえば、「手を洗わないと病気になる！」のような強迫観念は、本当にそうなる可能性がありますよね。強迫観念は未来のシミュレートの結果としての「警鐘」のようなものです。私たちがより健康に生き残れる確率を上げるために獲得したシステムなので、まったくの無駄ということではないのです。ただ先述したように、心の原点の一つは「恐怖」であり、私たちは物事をより悪いほうに連想しがちな面もありますら、強迫観念が駆り立てる「心配払拭」には加減が必要です。

このような考え方のもとに、強迫性障害の卒業は強迫観念の卒業を目指すのではなく、「心配払拭」に駆り立てられた「強迫行為」の卒業を目指すことになったのです。まして、「診断レベル」ではない「プチ」なものであれば、「それはそれで大事にする」という選択肢もあり得るのです。

②メカニズムの理解（ステップ①）

さあここからは、強迫性障害を「いつでも卒業できる！」にするために心理学者が開発した、強迫性障害の治療法を紹介しましょう。「①メカニズムの理解」「②強迫観念と不安への気づき」「③価値観のリストラ」「④周囲への気づき」「⑤強迫行為をやめてみる」の５つのステップで、強迫性障害が〝生きづらさ〟から〝楽しさ〟に変わります。

強迫行為と「負の強化」

まずはステップ①、メカニズムの理解から参りましょう。まずは１４４ページの図を見てください。主に第３章で解説したことを図にしたものですが、カウンセリングでメカニズムを説明するためによく用いるものです。

少しリマインドしますと、まず「強迫観念という出来事」に遭遇して、心配や不安が発

強迫行為を続けてしまうメカニズム

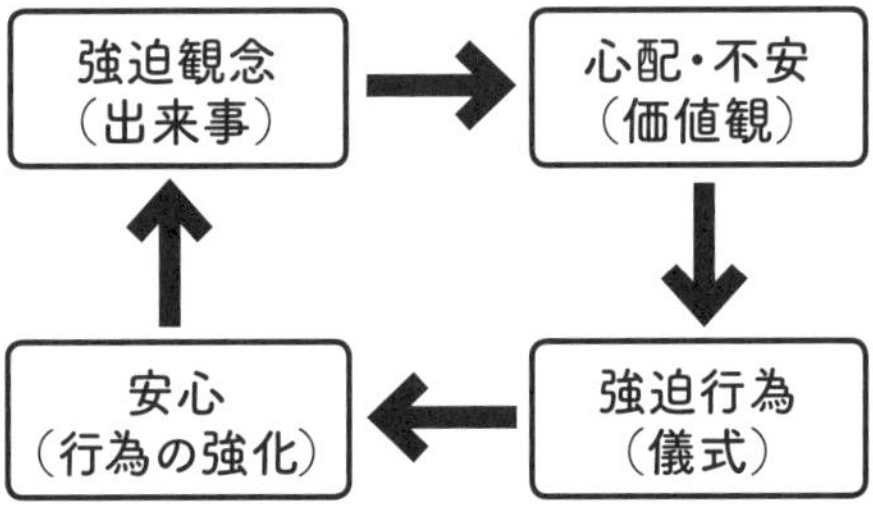

生します。心配や不安の背景には本人の感性や価値観があり、それによって「心配を払拭しなければ！」という衝動が発生し、儀式的な強迫行為をもたらします。そして、その**強迫行為をすることによって「もう大丈夫！」という安心感が生まれます。この安心感が報酬となって行為が強化される**のです。

「負の強化」についても、少し詳しく説明しましょう。「強化」とは心理学では「ある行動が強められること」をいいます。たとえば「験《げん》担《かつ》ぎ」もその一つです。あなたの経験の中で何かをして良いことがあった時、あとになってもその行為を繰り返したくなったことはありませんか？「偶然だったかもしれない…」とは思いつつも、ついつい「また良いことがあるのでは？」と思ってしまい、繰り返してしまった経験があるかもしれません。

これが、心理学でいうところの「強化」なのです。強化は行為に伴う「報酬」によって成立します。そして、「不安が軽くなる」、すなわち「安心する」という心理的な現象は、非常に報酬としての価値が高いのです。生き残るためにリスクをとことん避けなければいけなかった私たちのご先祖には、この仕組みを作ることが必要だったようです。不安や恐怖を減らして安心を増やす…を至上命題にしてきたからこそ生き残ってこられたのです。

結果的に「安心」という大きな報酬が残るため、儀式的な強迫行為の価値も高くなります。こうして、ためらいなく強迫行為が行われるようになるのです。

安心しても強迫観念が発生する

「負の強化」だけでも十分、このプロセスを繰り返す理由になるのですが、ここでは普段のカウンセリングでは滅多に説明しないことも紹介してしまいましょう。実は、**強迫行為の繰り返しが強迫観念を強める**ことにもなるのです。

なぜかと言うと、強迫行為をしている間はほぼ、ずっと強迫観念について考え続けている状態になっています。ずっと考え続けていると、脳の中で何が起こるのかについて解説しましょう。

私たちの脳には「強迫観念を生み出す脳細胞のプロセッサ」が実装されています。強迫行為に至るプロセスの間、このプロセッサはずっとエネルギーが供給された状態になっています。これにより、安心がもたらされたあともエネルギーが残ったホットな状態が続きます。この現象は、心理学では「プライミング」と呼ばれています。車にたとえるなら「アイドリング」のような状態です。

脳は非常にすぐれた情報処理システムなので、ちょっとでも関連する刺激（情報）がインプットされると、どのプロセッサにも即座に届けられます。すると、この刺激がエンジンのキーのような働きをして、強迫観念を生み出すプロセッサがすぐに全開で働くようになるのです。まるで、アイドリング中の車が勢いよく急発進できるのと同じように、些細な刺激でもすぐに強迫観念が激しく発生してしまうのです。

さらに、このプロセッサは活発になればなるほど勢力を拡大します。そして、１４４ページの図のプロセスを繰り返せば繰り返すほどほどに強迫観念は発生しやすくなり、そのインパクトも大きなものになるのです。

これまでに解説してきたように、この勢いは無意識的かつ自動的で、私たちの意志ではコントロールするのはほぼ不可能です。そうなると、「頻繁に強迫観念が発生する」↓「心配や不安に駆り立てられる」↓「なんの迷いもなく強迫行為を繰り返す」↓「さらに強迫観念が発生しやすくなる」というスパイラルに入り込みます。

こうして、強迫性障害はいつまでも抜け出せない無限ループを作り出しているのです。なんと恐ろしい……ただ、そうは言っても、この無限ループの構造はすでに解明されていて、実はループの中には断ち切りやすいポイントがあります。つまり、このループを断ち切れば、強迫性障害は簡単に卒業できるのです。この「無限ループを断ち切りやすい箇所で切ることができれば卒業できる」ということを理解できたら、ステップ①は達成です。

③強迫観念と不安への気づき（ステップ②）

次のステップでは、強迫性障害を卒業した状態がどのような状態かも含めて理解することが重要です。前節で掲げた図のような最大公約数的なメカニズムではなく、その人自身の、より具体的なメカニズムの理解を目指します。

その時のポイントになるのが、「どのような強迫観念が」発生しているのかを明らかにすることです。

カウンセリングでは第1章の「アラカルト」で紹介したものがよく挙がります。たとえば、「確認強迫」なら「何かを忘れているかもしれない、間違っているかもしれない」という強迫観念に直面していることが多いです。

ただ、**強迫観念は人の数だけバリエーションがある**と言っても過言ではありません。そのため、よくある強迫観念に当てはめるのではなく、「心の声」のようなものが何を訴えているのかを、何を連想しているのかを、より具体的に明らかにすることが重要です。たとえば私のワーカホリックの場合は、「社会的なすべてを失ってしまった私」を連想しているようです。あなたの場合はいかがでしょうか？

ここまで理解できたら、次に強迫観念に直面した時の反応を明らかにします。確認強迫の場合は、「大変だ、絶対やばい！」という心配や不安が展開します。カウンセリングでは、この心配や不安の強さを数字にしてもらうことがあります。数字にする場合は、「これまでの人生で最も強い心配や不安を〝100〟だとすると、その心配や不安はどの程度でしょうか？」などと問いかけて行います。

その回答の多くの場合では、「80」「90」などの比較的高い値になります。なぜなら、強迫観念やそれに伴うリスクの連想は「100％あり得ない」といえないことが多いからです。

「雨時々曇り」が「大雨洪水警報」

しかし、ここでその心配や不安のサイズを考えてみましょう。そのサイズは妥当なものでしょうか？　第5章で紹介した「不安の方程式」のように、手立てを過小評価することで、可能性が乏しいリスクに怯えすぎてはいないでしょうか？

わかりやすいように、これを天気予報にたとえてみましょう。「雨時々曇り」のような予報の日、出かける用事があったらあなたはどうしますか？　大雨なら大事な予定のキャンセルもあり得るかもしれませんが、「雨時々曇り」くらいなら、雨具を持って予定通り行動する人が多いでしょうし、実際のところ合理的でもあります。しかし、ここで仮に「雨」を怖がって大事な予定をキャンセルしてまで外出を控える人がいたら、どうでしょう。心配や不安のサイズが妥当とはいえませんよね。この「雨が降るかもしれない」という予報に対して「大雨洪水警報」の対策を取ってしまうのが強迫行為なのです。

その一方で、手立てを過小評価しづらい強迫行為もあります。そこで次に、戸締まりや火の元、持ち物などの確認を忘れていた場合についても見ていきましょう。こちらは「雨」の場合と違って、万が一の時の被害が比較的大きいです。繰り返し確認したくなるものですが、これまでに紹介しているように、あまり合理的とはいえません。

そこで繰り返し確認せずに安全に暮らすにはどうすればいいのでしょうか？　答えは「確認したことを確認する習慣」を身につけることです。これには工夫が必要で、カウンセリングではその方のライフスタイルに合わせて最小の労力で最大の効果が出る習慣がないかを探ります。必ずしもあなたに合うかはわかりませんが、参考までに私が実践している方法を紹介しましょう。それは、確認する時に「あえて確認しなかった場合の最強最悪の事態」を連想する、という方法です。実は人の記憶は強い不安や恐怖によって強まります。最悪のケースを連想しながら確認することで一時的に記憶力を高め、確認したことを絶対に忘れないようにしているのです。

こうすることで、泥棒や家事、忘れ物で困る…などの強迫観念に直面しても「すでに確認したから大丈夫！」と自分を安心させることができます。一時的に不安を強めることで結果的に逆に安心できて、より合理的にやりたいことに集中できるのです。

このように落ち着いて「こうすれば、大丈夫！」と思える、より合理的な対策や習慣に置き換えれば強迫性障害は簡単に卒業できます。

「気づき」が卒業への一歩

ここまで「心配しすぎだった」という気づきに基づいて、より合理的な対策や習慣を身につけることで無限ループを断ち切る方法を紹介しましたが、対策や習慣なしでも「心配しすぎ」という気づきだけで無限ループを断ち切れる場合もあります。これは、「プチ」だけでなく「診断レベル」であっても当てはまります。

その場合の大事なポイントは、強迫性障害に疲れ果てていて、かなり本気で「〝どうして卒業できないのだろう〟と長い間悩んでみること」です。長い間、自分のことについて悩むと、自分で自分を省みるセルフモニタリングが進みます。このことが〝卒業〟の準備状態を無意識的に推し進め、「〝予報〟を〝災害警報〟にしている」という気づきまで「最後のひと押し」の状態になるのです。

ただ、強迫性障害の人の多くは、自分を省みるセルフモニタリングが難しくなっていま す。言い換えれば「心配しすぎだった」と気づきにくくなっているのです。強迫観念と強迫行為に心を集中することですべてを忘れさせるのが強迫性障害の本質の一つなので、ある意味やむを得ないことではありますが、「いつでも卒業できる!」状態にたどり着くためには、気づきだけでは足りないことがほとんどなのです。

では、そんな場合はどうしたらいいのでしょうか? ここで、第5章で紹介した心と脳の進化をリマインドしてみてください。私たちのご先祖は、リスクを嫌がって安心を好まなければ健康に生き残ることは難しい時代を生きてきました。そしてこのような「好き嫌い」は、私たちがヒトに進化して文化を熟成させる中で「価値観」と呼ばれるようになりました。

強迫性障害を生きることに価値を見いだすかどうかは「あなた次第」であることを紹介してきましたが、強迫性障害の人がセルフモニタリングをするのが困難なのも、知らないうちに人生をハッキングされた状態になってしまうのも、すべては「あなたの価値観」が強迫性障害にコミットしていたからなのです。次の節では、その「価値観」を見直す方法について考えてみましょう。

④価値観のリストラ（ステップ③）

ここまで、気づきとそれに伴う合理的な対策と習慣の形成の効果について考えてきましたが、ここからは「価値観」について考えてみましょう。価値観と表現すると、何やら崇高な響きが漂いますね。どこかアンタッチャブルで無闇に触れてはいけないもののような雰囲気を纏《まと》う言葉でもありますし、ずっと変わらない何か…そんなことを連想させる言葉かもしれません。

ただし、価値観というものは物事の「好き嫌い」が原点です。「好き嫌い」が多くの人に共有されると「文化」になり、生き方の指針となると「価値観」といわれるようになります。それだけのものに過ぎません。

そして、プチであっても診断レベルであっても、この価値観の存在が強迫観念と不合理的な行動への気づきを阻んで、卒業を難しくしていることが多いのです。

現代社会は価値観の多様性の時代といわれています。ある心理学者の研究では、価値観を見直せる人のほうがより満足して暮らしているという結果も出ています。その理由は、成長や成熟に応じて人生のステージに適した行動を取れているからです。つまり、**価値観とはずっと守り続けるべき絶対的なものではなく、あなたの都合で見直していいもの**なのです。だから、もしあなたが強迫性障害からの卒業を望むのであれば、その価値観を見直してみましょう。強迫性障害の卒業には、今のあなたに合わない価値観からの卒業が必要なのです。私たちは何を好み、何を嫌がるのかを選ぶことができるのです。ここでは、その選び方を紹介しましょう。

損益比較法

私のカウンセリングでは、無闇に強迫性障害をやめることは勧めていません。ただ、強迫性障害を続けることが幸せかどうかを見つめ直してもらい、その結果、幸せであることに「1ミリでも疑う気持ち」があるなら、価値観のリストラ（再構築）をすることを勧めています。日本では「リストラ＝人員削減」とイメージする人も多いと思いますが、実は元の言葉は、re（もう一度）structure（構築する）。つまり、「見直して再構築する」ことなのです。なお、この段階では「見直し」だけなので、強迫性障害を卒業するかどうかの決断はまだ保留してもらいます。

　価値観の見直しにトライする気持ちになったら、次に強迫行為という儀式で失っている時間や労力などのデメリットと、儀式で得られる安心などの価値のメリットを比較していただく方法をよく取ります。ここでよく使うのが「損益比較法」という技法です。たとえば確認強迫の方なら、156ページの図のようになることが多いです。その例を参考に説明しましょう。

　この損益比較法では、まず**強迫行為にどのようなメリットとデメリットがあるかを徹底的に書き出す**ところから始めます。図の例はシンプルなものですが、人によってさまざまなメリットもデメリットも出てきます。大事なことは、どんなに些細なことでも「徹底的に」書き出すことです。

　そして、横のカッコ内の数字は「メリットまたはデメリットのサイズ」です。人生における最高の幸せをメリット「100」として、逆に人生における最悪の不幸をデメリット「100」として数値化してもらいます。数字にすることで比較をしやすくするのがポイントです。

　メリットとデメリットを比較して、仮に「安心の価値」などメリットが大きければ、そ

損益比較法

強迫性障害のメリット

・失敗しない（80→30）
・安心できる（80）

メリットの合計：160→110

強迫性障害のデメリット

・時間を失って大事なことができないことがある（80）
・確認するだけで疲れる（70）

メリットの合計：150

のまま強迫性障害を続けていただく場合もあります。しかし、メリットよりもデメリットが大きければ、価値観の見直しについて話し合います。

仮にデメリットのほうが大きい…となったら、これだけで強迫性障害を卒業する第一歩を踏み出したことになります。強迫性障害が「プチ」であろうと「診断レベル」であろうと、時間や労力などを費やしているということは「人生の一部を捧げている」のと一緒です。このことに気づいてもらえたら、多くの場合で価値観の見直しはスムーズに進みます。

なお、図の中で（80↓30）のように数字が変化しているところがあります。これはカウンセリングの場で話し合っていく過程で、書き出してもらったメリットとデメリットの数字に変化が生じた時に、このように表します。

メリットの過大評価

それでは、図の方の損益比較の結果を詳しく見てみましょう。この方の場合は当初、「失敗しない」「安心できる」に大きな価値が置かれていて、メリットの合計は「160」と、デメリットの合計を上回っていました。

しかし、メリットとデメリットの内容をよく見ると、一つの矛盾が生じている点が見て取れます。「失敗しない」のメリットが80となっていますが、「大事なことができない時がある」というのは「失敗」ではないでしょうか？　明らかに矛盾しますよね。

このように、カウンセリングではまず「見比べていかがですか？」とご自身で考えていただきますが、場合によっては私から注目すべき点を指摘することもあります。このような場合なら、「〝失敗しない〟メリットがある一方で、〝大事なことができない〟デメリットも…」などとお伝えすることが多いです。

それでもこの矛盾に気づかない場合は、まだまだ今の価値観に安住していたい、強迫性障害を卒業しないほうがいい…と心の中の何かが訴えている可能性が高いです。そうした場合は、私も強迫性障害とどう上手に生きるかをテーマにしたカウンセリングを行います。

一方、「なんだか変ですね」と矛盾に気づいたのなら、それは価値観を見直す準備ができている、言い換えれば、卒業をかなり本気で願っているというサインです。図のように数字を見直してもらって、デメリットのほうが大きいことを確認し、価値観の見直しのお手伝いをします。

「〝確認〟は自分を助けていたのか、苦しめていたのか…」

もちろん、長年慣れ親しんできた価値観ですので、そう簡単にリストラできるものではありません。多くの場合は時間をかけてゆっくりと変わっていくことになりますが、損益比較法の価値観を変えることができるのです。

ステップ②も③も必ずしもカウンセリングではなく、一人でもできます。私がカウンセリングの中で促すように、ご自分でご自分を促していただければ独力で価値観を変えることも可能です。私自身も人生のステージの変化に応じて何度か価値観を見直してきましたが、紹介してきたような方法をほとんど独力で行ってやってきました。

しかし、人に最も影響を与える「刺激」は「人」です。人に刺激されて脳が活性化している人のほうが、気づきや変化も起こりやすいですし、それを誰かに聞いてもらって承認してもらえると自己確認にもなります。ステップ③そのものは一人でもできますが、「最後の仕上げ」として信頼できる誰かに話を聞いてもらうのがいいでしょう。

⑤周囲への気づき（ステップ④）

ステップ④は、ステップ②の「強迫観念と不安への気づき」やステップ③の「価値観のリストラ」が難しい時に、特に重要になります。どんな時にこれらが難しくなるのかといえば、それは、強迫観念と強迫行為を「良い」「正しい」とする価値観が揺るぎない状態の時です。この状態だと強迫観念にほとんど気づくことができません。

違和感なくして変化なし！

強迫観念を「良いもの」「正しいもの」と捉えていると、それを「自分の心の一部」として受け入れてしまいます。違和感がないので「これは自分の意志ではない」とは思えないのです。変わる気がない人はなかなか変化しません。そうなると、卒業を目指すという前提が揺らいでしまいます。

１６１ページの図は、臨床心理学では「変化のステージモデル」と呼ばれているものです。人の考え方や行動が変化するためには、このようなプロセスをたどる必要があるといわれています。

「熟慮前」が、ここまで紹介してきた強迫観念や不安に違和感を持てない状態です。違和感がないので、まったく強迫観念の存在にすら気づくことができません。そのため変化のプロセスが進まず、卒業できないのです。

このような場合は「動機づけ面接」という方法を取ります。これにより、「強迫性障害を卒業したい」という欲求と強迫性障害を続けさせている価値観との葛藤に注意を向けてもらい、違和感がない状態から「今の自分は何かが違う」という状態に誘導するのです。

違和感に気づいて「熟慮期」に入ることができれば、その先は比較的スムーズです。より合理的な習慣の候補を探る「準備期」、選んだ習慣の候補を実行に移して結果を評価する「実行期」、評価の結果が良ければそれを続ける「維持期」と、ほぼすべての人がスムーズに変化していきます。まさしく、違和感なくして変化はないのです。

変化のステージモデル

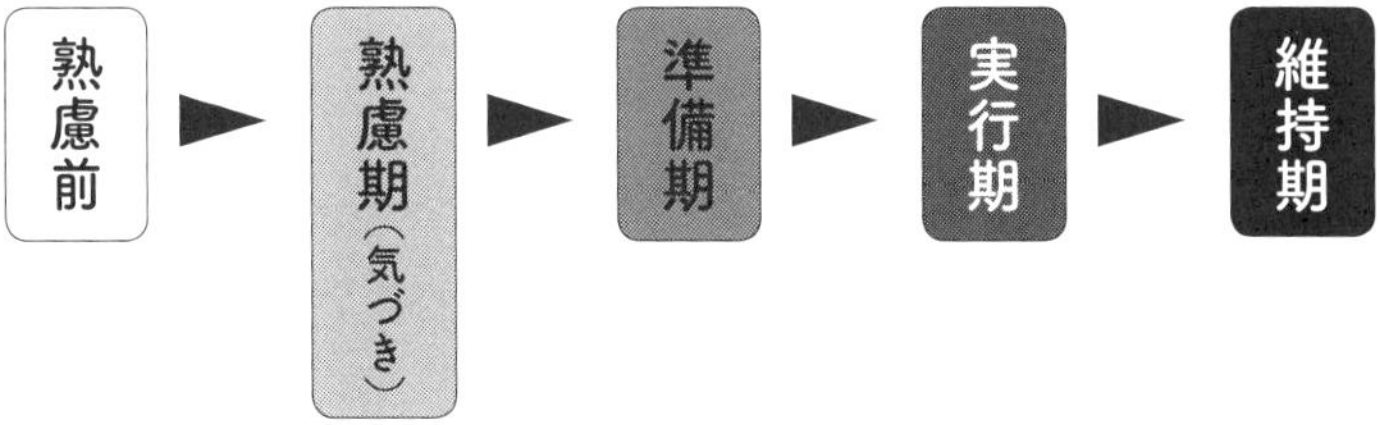

では、どうすれば強迫性障害を「良い」「正しい」とする価値観と別の価値観との葛藤に導くことができるのでしょうか？　その方法の一つが、強迫行為とは違う、もっと幸せになれる何かを大切にしている他の誰かをモデルとして参考にすることです。

サルの脳の機能回復を！

この心の変化のプロセスを踏まえて、ここからは「周囲への気づき」を紹介しましょう。ここで言う「周囲」とは、周りの人々という意味です。本来、私たちのサルの脳には「社会的学習」と呼ばれる能力が備わっています。これは「周りの人から学ぶ」能力で、「観察学習」ともいわれることがあります。要は、周りの人々の行動を参考にして自分の行動を調整する仕組みです。

しかし、前の章で紹介したように、強迫性障害の脳では心配に駆り立てられたウマの脳がリスクを過大評価して激しく暴れます。ヒトの脳がこの影響を強く受けて、損失回避のミッションが動き始めます。ヒトの脳にはサルの脳を抑制する力があるので、結果的に強迫性障害の脳では社会的学習、観察学習が行われにくくなるのです。

こうして、周りの人は誰もやらないような儀式的で非合理的な行為を繰り返していても、自分しかそうしていないという事実に気づかなくなります。これはある意味、第5章で紹介したサルの脳がもたらすダークサイド、ブラックサイドから私たちを解放してくれるメリットです。しかしそれと同時に、このメリットは私たちに備わっている「周りの人々から学ぶ」という学習能力を阻害してしまうデメリットでもあります。

本来、人は人の存在で安心できる生き物です。人への関心を促す脳はサルの脳なのですが、強迫性障害の状態に陥ると、その機能があまり働かなくなり、周りの人々が目に入らなくなるような印象があります。

このことで、強迫性障害に陥った方のご家族や友人、恋人を悲しませることもあります。心配払拭に没頭するあまり、ご家族や友人、恋人が目に入りにくくなるからです。助言や提案に耳を貸さないばかりか、その存在も気にかけなくなることもあるからです。

しかし、もし強迫性障害を卒業したいのであれば、「信頼できるあの人は、こんな時にどうするのだろう？」と思いを傾けてみてください。そして、「信頼できるあの人と同じにしていれば大丈夫」と自分に語りかけてあげてください。そうすれば、私たちが本来備えている「人の存在で安心できる」という仕組みが機能し始めます。こうなれば、もう「心配払拭第一主義」に陥る必要はないですよね。

「周囲への気づき」――これこそが強迫性障害を卒業するための、３つ目の大事な「気づき」なのです。

⑥〝やめてみる〟か〝あえて卒業しない〟かの選択（ステップ⑤）

ここまでのステップを踏めば、強迫観念を自分とは切り離して考えられるようになります。そしてその結果、強迫行為を続けることに疑問を持てるようになってきているのではないでしょうか。

強迫行為をやめるためには「強迫行為は続ける価値がない」という確信が必要です。

この確信があれば、強迫行為とは違う行動ができるのです。不潔強迫であれば除菌を手がボロボロになる前にやめられます。確認強迫であれば「すでに確認したことを確認する」ための新しい習慣（メモを残しておく、スマホで撮影しておく、集中して記憶するなど）を身につける、保存強迫であれば捨ててみる、数唱強迫であれば違うことに頭を使う…などです。その結果何が起こるかというと、大抵の場合、何も悪いことは起きません。最初のうちは脳内の強迫観念のプロセッサが停止していないので、なんだかザワザワして落ち着かないかもしれませんが、強迫行為をしなかったとしても何も悪いことは起こらないという体験を繰り返すうちに、プロセッサの活動はみるみる弱まっていきます。仮に何かの刺激でプロセッサが強く活動したとしても、「…だから、大丈夫！」とステップ②で身につけた対策と習慣に切り替えられれば、強迫行為に戻ることはないでしょう。

やめてもほとんど問題ない！

実は私自身もいくつかの卒業したプチ強迫性障害があります。たとえば、地方と都心の二重生活をしていた時代には、確認強迫になったこともあります。「鍵のかけ忘れ」が心配になって確認のために戻る…という時間のロスを何度か経験しました。「何日も心配し続けるよりマシ」と思って確認に戻るのですが、私の場合はすべてきちんと施錠されていました。安心もできますが徒労感とロス感でいっぱいになります。

その時私はこの違和感をもとに、あえて「泥棒に入られる」という最強最悪を考える習慣に加え、ステップ②で紹介した「施錠を覚えていないとロスする！」という、強迫観念のプロセッサを逆手にとった活用術も意図的に獲得しました。強迫観念は緊張感と集中力を生むものでもあるので、強い不安との相乗効果で確実に記憶できるようになりました。

また、保存強迫になった時期もありましたが、保存した物をあえて捨ててみても、あとから困ることはまったくないと気づいたので、無事に卒業することができました。

このようにステップ①からステップ④まで「強迫行為は続ける価値がない」と確信を持てる場合は、強迫行為をやめても何も問題はないのです。確認強迫への私の対応のように、新しい習慣を身につける必要があることもありますが、ほとんどの場合でやめても問題がないのです。

あえて卒業しないという生き方

私が確認強迫を卒業した例で意図的に新しい強迫観念を獲得したというエピソードを紹介しました。ちょっと驚かれた方もいるかもしれません。しかし、強迫行為が「合理的な結果」、すなわち「ロスとゲインの合理的なバランス」を招くのであれば、あえて卒業しないという選択肢があってもいいと思っています。

私がカウンセリングを受け持った方の中にも、ステップの途中で「卒業しない」と決めた方は少なからずいらっしゃいます。そこでここからは、「卒業しない」という選択について、例を見ながら考えてみましょう。

これまでに紹介していない強迫観念に「成功強迫」と呼ばれているものがあります。「惨めな負け組になるかもしれない」「尊敬されて一目置かれていなければならない」という強迫観念です。ただ、実は珍しいものではありません。精神医学や異常心理学でもあまり考察されていませんが、「勝ち組になること」や「尊敬されること」にこだわる人、あなたの周りにも意外といるのではないでしょうか？

この強迫はサルの脳の一部の機能をウマの脳が取り込んでしまったような状態だと考え

てください。サルの脳のダークサイドで「脅かし合う人と人」について紹介しましたが、このようにサルの脳が「自分は脅かされるリスクがある」と感じると、ウマの脳が「心配払拭」を求めます。そして、「脅かされない」という安全・安心を求めるために、「自分の社会的価値の維持・向上」すなわち「成功」を狂おしく求めることになるのです。

それでは、成功強迫はどんな人に多いのでしょうか。これは私の個人的な印象になりますが、小さい頃から「優等生でなければ！」と追い込まれてきたタイプの人や、小中学校でいじめられた反動から「成功して優位に立たなければヤバい！」と自分を追い込んできたタイプの人が多いように思われます。

優等生であることを要求されて育ったタイプの人は、周りの大人から「できる子」であることをヒステリックに求められる環境で育った人が多いです。「成績優秀でなければ許されない！」、そんな思いがいつの間にか自動化して行動原理になっています。精神分析では「超自我」、社会心理学では「機能的自律性」と呼ばれる現象ですが、多くの場合で「成績優秀でない」という事態が怖くなってしまって、ウマの脳が必死に成績優秀であることを求めるようになっています。

いじめられた体験をきっかけとするタイプの人は、いじめられて惨めな思いをしたことへの反動が背景にあります。多くの場合でいじめ体験は無力感ももたらすわけですが、無力感は不快な感情です。この感情を緩和するために、必死に成功を求める場合もあるのです。もちろん、２つのタイプのハイブリッド型もあります。

本当に成功することもあるけれど…

実際のところ、成功強迫に陥る人はそれなりに「成功」するケースが多く、そのため、本人はそれが強迫観念だと気づかない場合が多いようです。

ただ、本人が思っている「成功」が本当の幸せなのか、本人にとって最良の人生なのかは話が別です。なぜなら強迫性障害は「負の強化」という報酬で私たちの視野を狭めている、つまり、自分の人生の本当の可能性を見失わせてしまうことがあるからです。そこで私のカウンセリングでは、成功強迫の雰囲気が漂う人には、成功や努力を尊敬すると同時に「ずっとこのままでいいのでしょうか？」と問いかける場合もあります。

これから紹介する方もそんな成功強迫に陥ってしまった一人です。しかも、その方は努力の一部が空回りするだけでなく、空回りを恐れるあまり身体症状まで伴ってしまっていたのです。無理をしていることはご本人も自覚していました。

なぜそこまで無理をするのか…？　私たちは必死でその答えを探りました。その中で、成功についての強迫観念が明らかになりました。

その方は、世界をとても怖いものと認識していたのです。「この世界はすべてを持っている勝ち組と、すべてを奪われ搾取される負け組に二分され、負け組になると一生、その烙印を背負う」という世界観でした。この世界観は、その方の幼少期の特別な事情に由来するものでしたが、ずっとこのような世界観の中で生きてきたようです。

この世界観の中では成功への強迫観念は極めて合理的なものになります。損益比較法による価値観のリストラを行っても、強迫観念のメリットが強いという結果になりました。

カウンセリングの方法論の一つには、この世界観のもとになった体験について話し合い、その上でその世界観を見直すアプローチをする方法論もあります。そこで私は、この世界観を見直すことを望むかどうかをその方に問いかけてみました。すると、その方は「ずっと、この世界観を持って生きてきた。この世界観の中でまだまだ闘いたいし、まだまだ闘える」と、この世界観の中での挑戦を望みました。

すなわち、これがその方の価値観であり、生き方なのです。これは、見方を変えれば

「病理」や「異常心理」かもしれません。しかし、これがこの方の人生でもあるのです。

実はカウンセリングにおける人間観の中には、「病理を愛でる」という考え方もあります。もちろん、無闇に病理を愛でるのは危険ですが、それで本人も周囲も納得したり満足したりしていて、そこそこ幸せなのであれば、それはそれでいいのかもしれません。

つまり、**人は必ずしも「誰がどう見ても合理的」でなくてもいい**のです。心理学に基づくカウンセリングは、幸せは「みんな違って、みんないい」とするものなのです。幸せの「最大公約数」も研究されていますが、それを押しつけて個人の価値観を打ち壊すようなことは決してしません。

結果的にこのカウンセリングは「努力を空回りさせないために何ができるか？」を話し合うものになりました。つまり、「病理を愛でて、より上手に生きる」を目標にすることになりました。言い換えれば、「成功強迫を生きる幸せ」を追求しよう…という方向になったわけです。

この章では「強迫性障害をいつでも卒業できる」を目指してきましたが、強迫性障害は「納得するまで卒業しない」という生き方があってもいいのではないかと思っています。仮に、程度はともあれ、あなたの中にも何かの強迫性障害があったとしたら、単なる病理として卒業を目指す前にちょっと考えてみてください。「強迫性障害で救われているところ、幸せになっているところはないか？」と…。

本当の幸せは、強迫性障害も含めて「自分を認める」ところから始まるのです。

第7章 強迫観念とのベストな関係を築く

ここまで強迫性障害、プチ強迫性障害についての理解を深めてきました。その中で、程度の差こそあれ、強迫性障害は病理である一方で、価値観次第では「生き方」にもなる可能性を紹介してきました。つまり、「病理」や「異常心理」ではありますが、必ずしも「病気」ではないのです。繰り返しになりますが、要は強迫観念とどう付き合うかは「あなた次第」、「あなたの価値観次第」なのです。

ただ先述したように、強迫性障害は私たちが気づかないうちに意識と人生をハッキングしてくるかもしれません。そこで前章では、自分らしい意識と人生を奪われて後悔しないために、「いつでも卒業できる！」状態を作る方法を紹介しました。この章では、さらに踏み込んで、強迫観念との上手な付き合いで逆に幸せになる方法、もっと具体的にいえば、「強迫観念とのベストな関係」で「生き方を整える」ために身につけたい7つの習慣を紹介したいと思います。「ここまでのまとめ＋人生を最適化する心理科学」という内容になりますので、それを踏まえてご一緒いただけたらと幸いです。

①本当に大事なことを確認しよう！

まず、強迫観念と付き合う上でとても大事なことが2つあります。それは、①強迫観念を「強迫観念」として認識し、②強迫観念とのいい付き合い方を続けるという意志を持つ、この2つです。

第5章で解説したように、強迫観念はまるで私たちの意識の一部であるかのように振る舞います。その結果、私たちは意識をハッキングされているわけですから、この「認識」を持つのは簡単なことではありません。自分で「これは自分の〝意識〟じゃない！」と違和感を持つのは難しいことです。特にプチ強迫性障害のレベルだと、そこまで生活が侵されているわけではありませんので、なおさら「認識」が難しくなります。

しかし、ここまで読み進めてくださったあなたなら大丈夫。強迫観念の正体をご存知ですよね。強迫観念は、私たちの脳が意識とは関係ないところで勝手に作り出す「出来事」。そう、単なる一つの出来事です。出来事は身の回りに溢れています。**強迫観念も、その中のたった一つに過ぎない**のです。

実際、私たちの身の回りでは日々さまざまな出来事が起こります。私たちはそのすべてにリアクションをしているでしょうか？　たとえば、私たちは夏場になると蚊に悩まされますよね。でも、蚊を気にしてずっと蚊のことばかり考えているでしょうか。多くの人は、蚊の存在に気づいたら刺されないようにしようというアクションを取りますが、常に蚊を探し続けているという人はほとんどいないはずです。また、電車に乗れば見知らぬ人がたくさんいます。その人たちの表情や顔色に注目して、電車を降りてもずっと気にしている…という人も滅多にいないのではないでしょうか？

このように私たちは「出来事」ごとに「付き合い方のセット」を持っています。言い換えれば、「私とその出来事のベストな関係」を維持する「心の習慣」を作っているから、日々の中で遭遇するさまざまな出来事に悩まされることなく暮らしていられるのです。
強迫観念も同じです。自分らしいベストな付き合い方を習慣にする、心理学の言葉で表せば**「マインドセット」を携帯することが重要**なのです。

次節からは強迫観念とのベストな付き合い方に私たちを誘導する7つのマインドセット、心の習慣を紹介します。すべての習慣がすべての方に合うわけではありませんが、有効とされている習慣の中から、あなたに合いそうなマインドセットを見つけてください。そして、あなたの生き方と、周りの人の生き方を整える参考にしていただけたら幸いです。

②薬に依存しない（心の習慣①）

まず、薬について考えてみましょう。ここまで、「強迫性障害の心理学的な事実」を解説してきましたが、それを踏まえて一つ質問させてください。**強迫性障害は「薬を飲んで**

休めばだいたい治る」と思いましたか？

心の問題に対して精神科で処方される薬のほとんどは向精神薬と呼ばれるものです。向精神薬とは、脳などの中枢神経に作用して心の機能に影響する薬のことです。抗うつ薬（主にうつ病の抑うつ気分の改善が見込める薬）、抗精神病薬（統合失調症の症状の改善が見込める薬）、抗不安薬（不安のコントロールが見込める薬）、睡眠薬（不眠症の緩和が見込める薬）などがあります。

これらの薬が効いている間は中枢神経の働き方が変わります。その結果、心の状態や機能も変わります。しかし、薬が代謝されてしまうと中枢神経も元の状態に戻ります。向精神薬とはそういう薬なのです。

薬を飲めば治る？

薬について少し詳しく説明させてもらいますと、強迫性障害の診断に基づいて医師が処方する代表的な薬は「選択的セロトニン再取り込み阻害薬」と呼ばれるものです。

セロトニンとは私たちの気分の浮き沈みに影響する脳内物質です。セロトニンが脳内で少なくなると悲観的で不安になりやすく、恐怖を感じやすくなるといわれています。この薬はセロトニンの代謝に作用して一度放出されたセロトニンが細胞内に取り込まれるのを阻害し、脳内のセロトニン量を一時的に増やします。つまり、この薬理が正しく働く人にとっては、「一時的に気分を上げる」作用があるのです。

「一時的に…」と聞くと、なんだか頼りないように聞こえるかもしれませんが、投薬だけで強迫性障害を卒業できる人がまったくいないわけではありません。

脳の働きが変わるわけですから、一時的とはいえ大きな変化が起こります。私たちの「心」は「認知（考え方）」「感情（気分）」そして「行動（言動）」から構成されていますが、これらが相互に影響し合っています。心の構成要素のどこかが変われば、他の要素も変わるのです。

たとえば、薬の効果で気分が上がると、心理学では「気分一致効果」と呼ばれる仕組みが働く場合があります。「気分一致効果」とは物事を気分に沿った方向に考え始めるという現象です。身近な例でいえば、「恋をしたらすべてがバラ色に見える」または「失恋したらすべてが灰色に見える」という現象も気分一致効果です。

薬の力で気分が上がっている間に新しいことに気づくことができたり、考え方が劇的に

心の構成

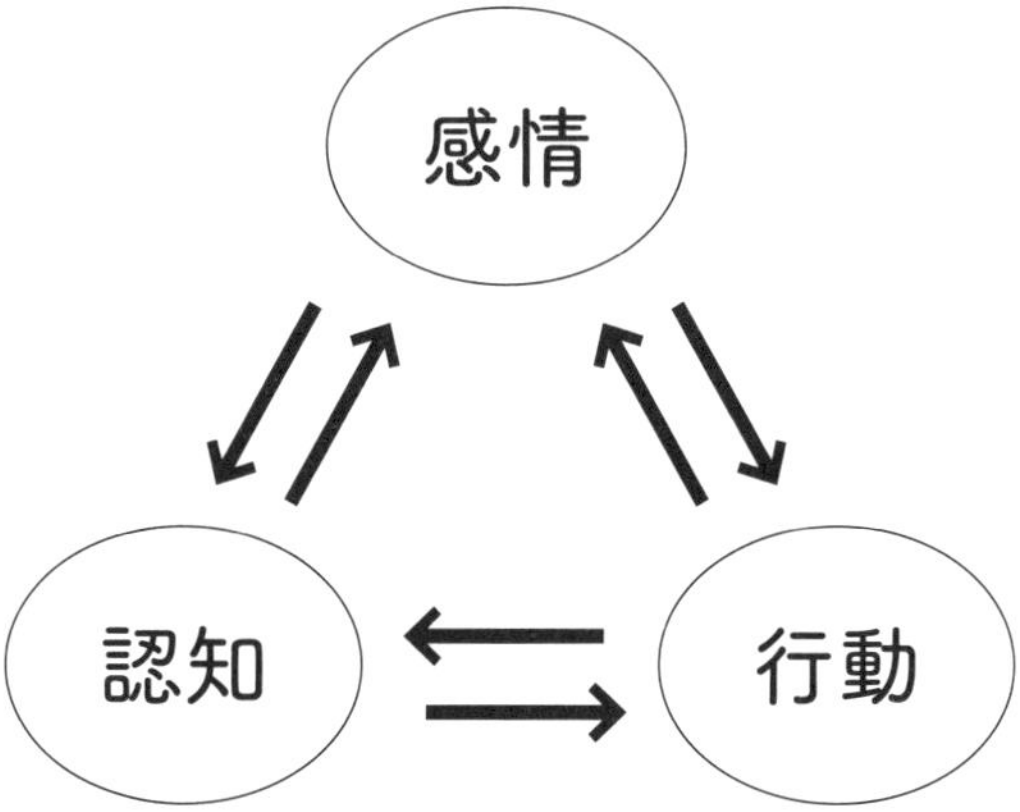

変わったりすることもあります。その中で強迫観念にも強迫行為にも疑問を持つようになると、第6章で紹介した卒業へのステップの「②強迫観念と不安への気づき」となります。みんなに同じように効くわけではありませんが、薬でステップ②が促されることもあるのです。

また、薬の力で気分が上がると、行動や話すことが変わる人もいます。仮に行動や話すことが前向きで合理的になれば、周りの人々の反応も前向きで合理的なものに変わります。

人の脳は人に敏感なので、周りの人の変化につられて強迫観念が湧きにくくなったり、強迫行為が他の行動に変わったりする場合もあるのです。

最高の薬は「マインドセット」

ただ、私の印象では投薬だけで卒業できる方は極めてレアなケースです。実は認知神経科学（脳科学）から精神科医療を検討する日本精神神経学会などでは、薬を飲んで休むだけでは強迫性障害は改善しにくいという意見が主流です。

もちろん、「薬が無意味」というわけではありません。たとえば診断レベルの重い強迫性障害では不安に囚われるあまり絶望的になってしまう場合もあります。このような場合は薬で気分を上げると、気分が変わって卒業に向けた意欲がたかまったり、紹介したように１７７ページの「感情、認知、行動」の相互作用の中で卒業が近づく変化が起きたりする人もいます。

ただし、薬理は脳内物質に影響するだけです。価値観次第では、強迫性障害は「病理」ですが、同時に「生き方」でもあります。一時的に脳の状態が変わるだけでは卒業できるはずがありません。「強迫性障害を卒業したい」、あるいは「強迫観念とのベストな距離を見つけたい」と願うのであれば、**「薬がなんとかしてくれる」と薬に依存することはお勧めしません。**薬を飲むだけで強迫観念が軽くなる場合もありますが、言い換えれば「偶然効いた」に近いことなのです。

そして私の知る限り、ほとんどのケースでこのような「ラッキー」は起こりません。つまり、薬に依存していると、強迫観念とあなたの関係はほとんど何も変わらないのです。強迫観念とのベストな関係を目指すなら、「薬は一時的に気分を変えるもの」「強迫観念との付き合い方は自分で探す、自分で選ぶ」というマインドセットを大切にしてくださいね。

③最強最悪思考法（心の習慣②）と上手なテキトー（心の習慣③）

ここでは私が「最強最悪思考法」と呼んでいる方法を紹介しましょう。この方法は私が確認強迫を卒業するために使っていると紹介した方法に近いものです。あえて悪いことを考えるので、逆に「副作用」が出る場合もあります。なので、少し読んでみて「自分には合わない」と思ったら読み飛ばしてください。

どのような人に合いそうか先に説明すると、「もっとテキトーに生きたい」と思っている人に向いています。ここでいう「テキトー」のイメージは、芸能人の植木等さんや高田純次さんのような存在です。このお二人のような印象の人が生理的に受けつけない…という人には「最強最悪思考法」は向かないかもしれません。なぜなら、この方法は「最もヤバい結末」を想像するものだからです。そこから生まれた危機感をエンジンにして、「最もヤバい結末を避ける方法」を考えます。**「避ける方法」に意識を集中させて行動すれば、「最もヤバい結末」は実現しません。**もう考える必要がなくなるのです。

ここで怖くなりすぎてしまうと、ますます心配払拭第一主義にのめり込んでしまいます。強迫性障害の卒業という意味では逆効果ですよね。しかし、「まあ、あるかもしれないね～」くらいに「テキトー」になれるなら効果てきめんです。植木等さんや高田純次さんに微かにでも憧れがあるなら、非常に効果的な方法だと思います。

心の劇薬「最強最悪思考法」

実は、カウンセリングのアプローチの一つである認知行動療法の根底には、**人を「上手なテキトー」に導くという人間観**があります。

「テキトー」はカタカナで書くと、なんだかだらしないイメージがあるかもしれませんが、漢字で書けば「適当」です。つまり、「ちょうどいい」「ふさわしい」という意味です。

そして、認知行動療法におけるテキトーとは「緻密に考えた上でのテキトー」です。ここでいう緻密とは「気にする価値があること」と「気にしても意味がないこと」を詳細に区別することから始まります。そして、「気にする価値があること」に集中して、「意味のないこと」は思い切って無視する練習をするのです。このような「テキトーな人間観」、あなたにはいかがでしょうか。テキトーを好む価値観も好まない価値観もどちらもあり得るので、テキトーを好まない価値観が強い人は無理にこの方法を試みる必要はありません。しかし、認知行動療法の「上手なテキトー」は「何も考えていないテキトー」とは違うということをご理解いただけたら嬉しいです。

「最悪」でも怯える必要なし！

最強最悪思考法も、先述した「①強迫観念を〝強迫観念〟として認識」し、「②強迫観念とのいい付き合い方を続けるという意志を持つ」ことから始めます。そして、**強迫観念**

が訴えるリスクが最強最悪まで展開した時、何が起こるのかをとことん考え尽くすのです。

僭越《せんえつ》ですが、ワーカホリック型のプチ強迫性障害である私の例で見てみましょう。

私の場合は、「もっと頑張らないとマズイことになるのでは？」という強迫観念に取り憑かれ、「マズイ」に怯え、焦ることがあり、居ても立っても居られずに、闇雲に仕事（らしきこと）をやり散らかしてしまうこともありました。

しかし、やり散らかした仕事（らしきこと）は、なんの成果にも結びつきませんでした。学者の存在価値は「成果」がすべてです。このままでは何も生み出せない、なんの結果も出せない…。なぜ、努力が実らないのかと悩みました。

ここで私は、成果に結びつかないのに無闇に狂おしく仕事をやり散らかす自分に違和感を持ちました。さらに、ある先輩が「何を焦っちゃってるの？」と言ってくれたことが、私の強迫観念への気づきを促しました。私は一体、何に怯えているのだろう？と、強迫観念に疑問を持ったのです。

そこで、「マズイこと」が一体なんなのかをとことん考えてみました。ちなみに当時の私はフリーの心理学者・臨床心理士でした。仕事はすべて有期雇用。法的に雇用が守られているわけではない労働者でした。約束した1年を通しての仕事が突然キャンセルになることもありました。つまり、「頑張って成果を出す」ことで評価を上げないと「心理学の職を失う（リスクが高い）」という状況なのは事実でした。

次に私は、この状況の中で起こり得る「マズイこと」を片っ端から挙げてみました。その結果、「仕事で成果が出ない」「評価されない」「職を失う（収入を失う・親に迷惑をかける）」「誰にも相手にされなくなる」「心理学者になったことを後悔する」「惨めな思いを抱えて日々を生きる」…などなど、いろいろと出てきました。

しかし、ここで私は気づきました。最強最悪でも「死ぬわけではない」と…。

「死ぬわけではない」のなら、そこまで怯える必要はありません。それなのに、なぜ私は「もっと頑張らないとマズイ！」に怯えていたのでしょうか？　それは、私の中にあった「心理学者として成功できなければ死んだも同じだ」という価値観によるものでした。

もうおわかりですよね。私は私自身の偏狭な価値観で自分を追い詰めていたのです。そして「仕事のフリをした儀式」に自らを駆り立てて「心理学者として成功できない」方向に自分から向かっていたのです。

このことに気づいてから、私は心理学者以外の職業の方々との密な交流を増やしました。そして、さまざまな業界や職業観に出会う中で、強迫観念と自分の価値観との最適な距離を探しました。その結果、「今はワーカホリック型プチ強迫性障害でいい。当面はこの病理を楽しもう！」と決断して今に至っています。

私の場合は最強最悪思考法から「価値観のリストラ」のプロセスに進み、結果的にプチ強迫性障害を「いつでも卒業できるけど、今は続ける」という状態に至りました。

これは最強最悪思考法からの展開の一例に過ぎませんが、この方法で価値観を見直して最適な距離にたどり着くことも可能です。強迫観念が訴える最強最悪の正体を知ることが、強迫観念を「認識」して意識から切り離す有力なきっかけになります。もし「上手なテキトー」が嫌でないなら、最強最悪思考法はお勧めできる習慣といえるでしょう。

④分子を小さく（心の習慣④）、分母を大きく（心の習慣⑤）

最強最悪思考法の次の展開として、第5章の「不安の方程式」を使ってみましょう。この方程式では「最強最悪の事態における危険性」は分子に位置しています。そして、「最強最悪が本当になる可能性」との掛け算で分子が構成されています。

大事なことは、「分子は掛け算」だということです。掛け算ですので、**どちらかがどれだけ大きくても、どちらかが「0」であれば、分子は「0」。すなわち、不安が「0」になる**のです。

方程式の分子は「掛け算」なり

たとえば、「プラスチック系資源ごみ」のゴミ出しについて考えてみましょう。ゴミ出しの日の朝、何かと用事が立て込んで「ゴミ出しの時間に待ち合わない」ことが確実な状況になったとします。確実な状況ですので、可能性は「100％」です。

しかし、「事態における危険性」の度合いは「死んでしまう！」を「100」とした時に、どの程度になるでしょうか？

ゴミ出しの日は1週間もすればまたやって来ます。しかもプラ系のゴミですから腐敗することはありませんので、ゴミ出しの日まで「ちょっと邪魔」という程度の事態です。危険性はほぼ「0」ですよね。ということは、「0×100％」で分子は「0」、すなわち不安

図A

プラスチック資源ごみを出し忘れた場合の「不安の方程式」

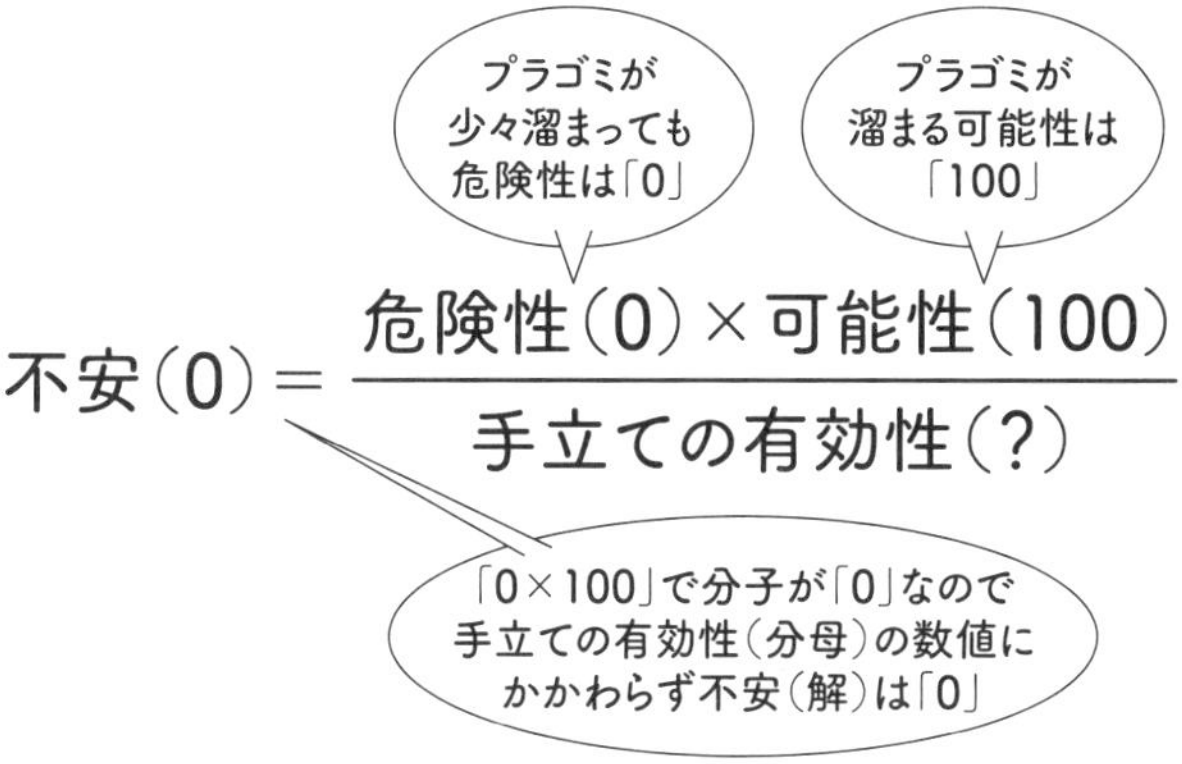

「0」です（図A）。

掛け算ですから、反対に「最強最悪の事態における危険性」が仮に「100」でも、可能性が「0」であれば分子、すなわち不安は「0」になります。たとえば、前節の私のワーカホリックの例では「死んでしまう」可能性は「0％」でした。最強最悪の脅威がどんなに大きかったとしても、可能性が「0％」であれば不安は「0」になるのです（図B）。

可能性が高い場合の「リフレーミング」

私のワーカホリックの例では「死ぬわけではない」として可能性「0」、結果的に不安を「0」にしました。

図B

ワーカホリックに陥った場合の「不安の方程式」

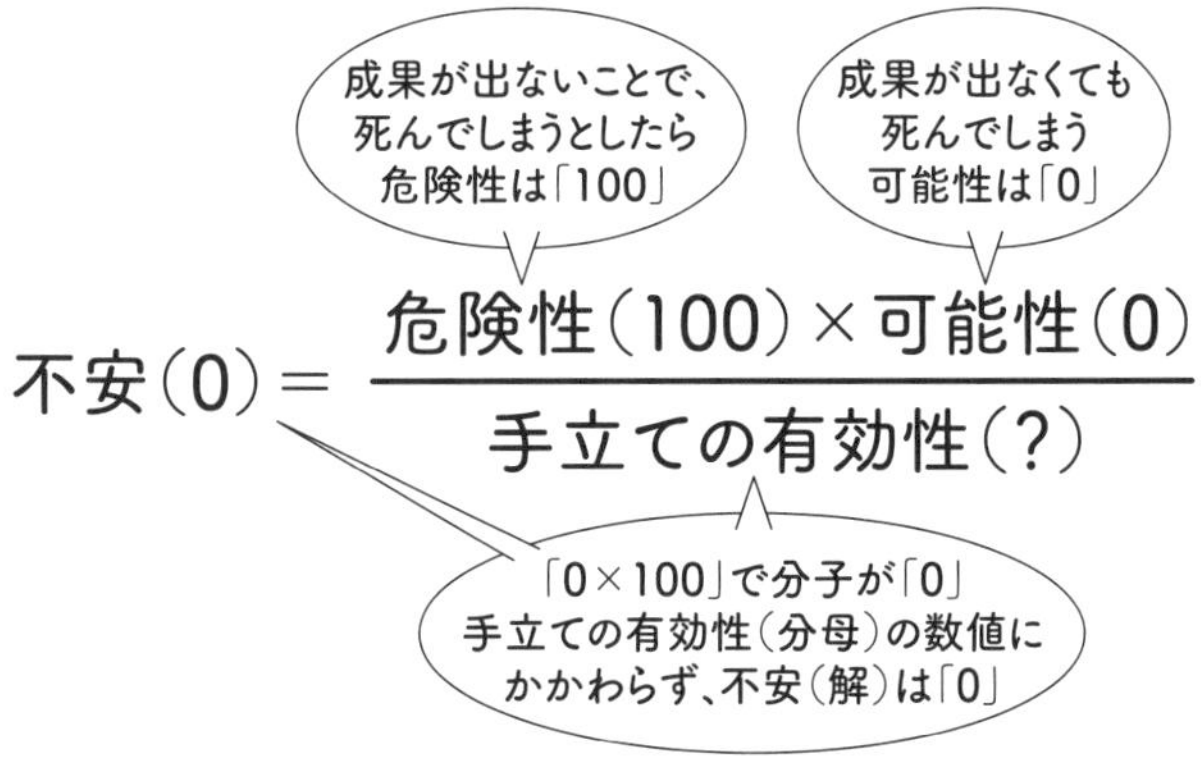

しかし、「心理学者として成功できなければ死んだのも同然」という価値観を持っていた場合はどうでしょう。他の選択肢を投げ捨てて人生を投資していますから、できれば心理学者として「成功したい」「死にたくない」という気持ちになります。

この気持ちが強くなると、成果が出ないことが最強最悪の事態（危険性100）となってしまいます。その可能性は明らかに「0％」ではなく、場合によっては「100％」かもしれません。すると、強い不安を覚えて狼狽えることになります。

大事なのは、不安を闇雲に拡大させて「心配払拭第一主義」に陥る、すなわちウマの脳を暴走させて居ても立っても居られなくなる

状態を避けて、落ち着いて考える余裕を持つことです。そうすれば「緻密に考える上手なテキトー」状態になって、「仕事のフリをした儀式」を「成果につながる仕事」に置き換えられるのですから…。

そこで、まずは「可能性」に目を向けます。可能性は価値観ではなく、客観的なデータをもとに考えましょう。当時の私と同じ立場だった心理学者の方々のデータを集めたところ、学者として成果を出せる可能性は概ね「5％」でした。つまり、成果が出ない可能性が「95％」程度。分子は「100×95」、とかなり大きいですね。

では分母の「手立ての有効性」はどうでしょうか？　それを探るために私は同じ立場にあった心理学者たちが何をしていたかの情報を可能な限り細部まで集め始めました。「当時の立場における標準的な活動」をした場合、成果を出した人は誰もいませんでした。つまり、「標準的な活動」の有効性「0」はです。よって、不安は∞（無限大）に広がります（図C）。私が心配払拭第一主義に囚われてしまった要因はここにあったようです。

図のように、私の不安の方程式は危険性「100」の事態が本当になる可能性が「95％」、そして手立ての有効性が「0」というかなり絶望的な状況になりました。「成功したい」という思いを諦めるべきか、かなり悩みましたが、私は本当にならない可能性「5％」に

図C

「学者として死んだも同然」という価値観に陥った
ワーカホリックの場合の「不安の方程式」

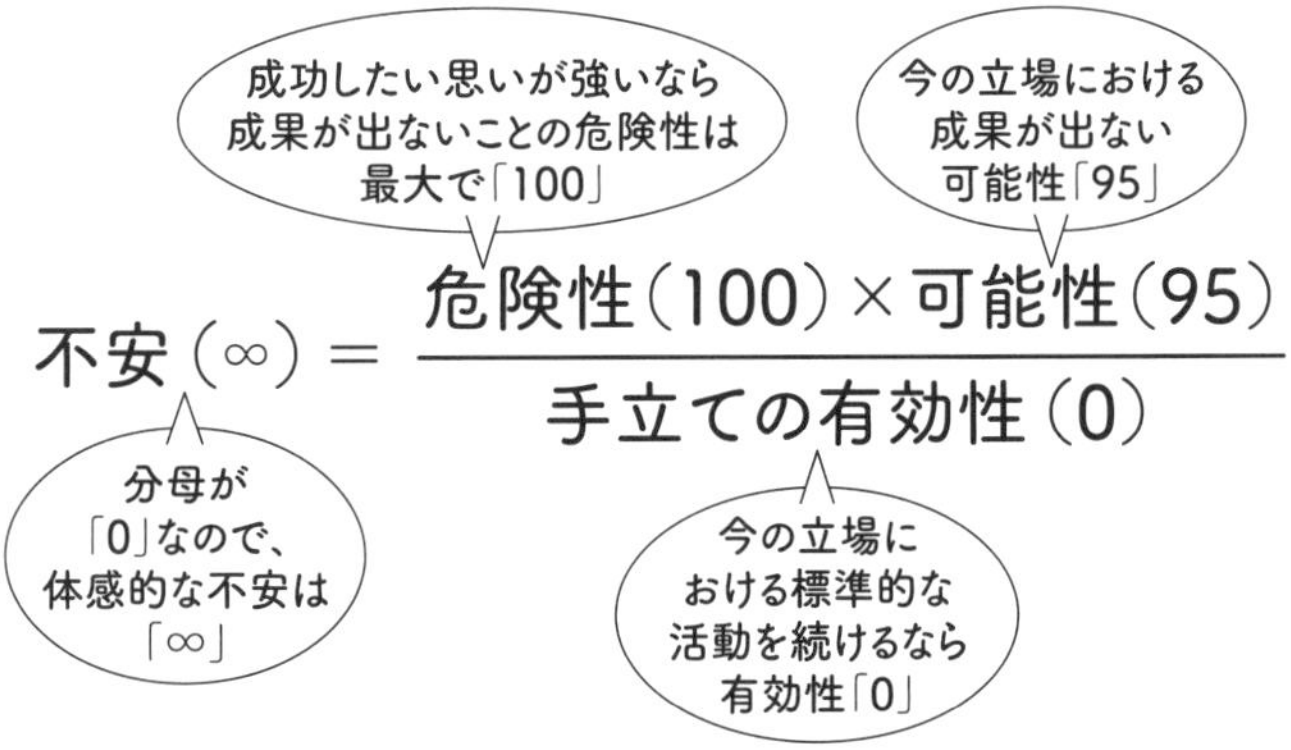

注目しました。

「95％無理」ではなく「5％も可能性がある」という視点の転換を心理学では「リフレーミング」といいます。私もリフレーミングを行って「5％」を大事にすることにし、5％の成果を挙げた人たちは何をしたのか、さらに情報を集めました。手立てを有効性が高いものに置き換えようと試みたのです。

分母が「0」でなければいい

第5章で説明したように、仮に分母である「手立ての有効性」が「0」だとしたら、僅かな危険性と可能性であっても不安は無限大になります。

図D

価値観のリストラを行ったあとの
ワーカホリックの「不安の方程式」

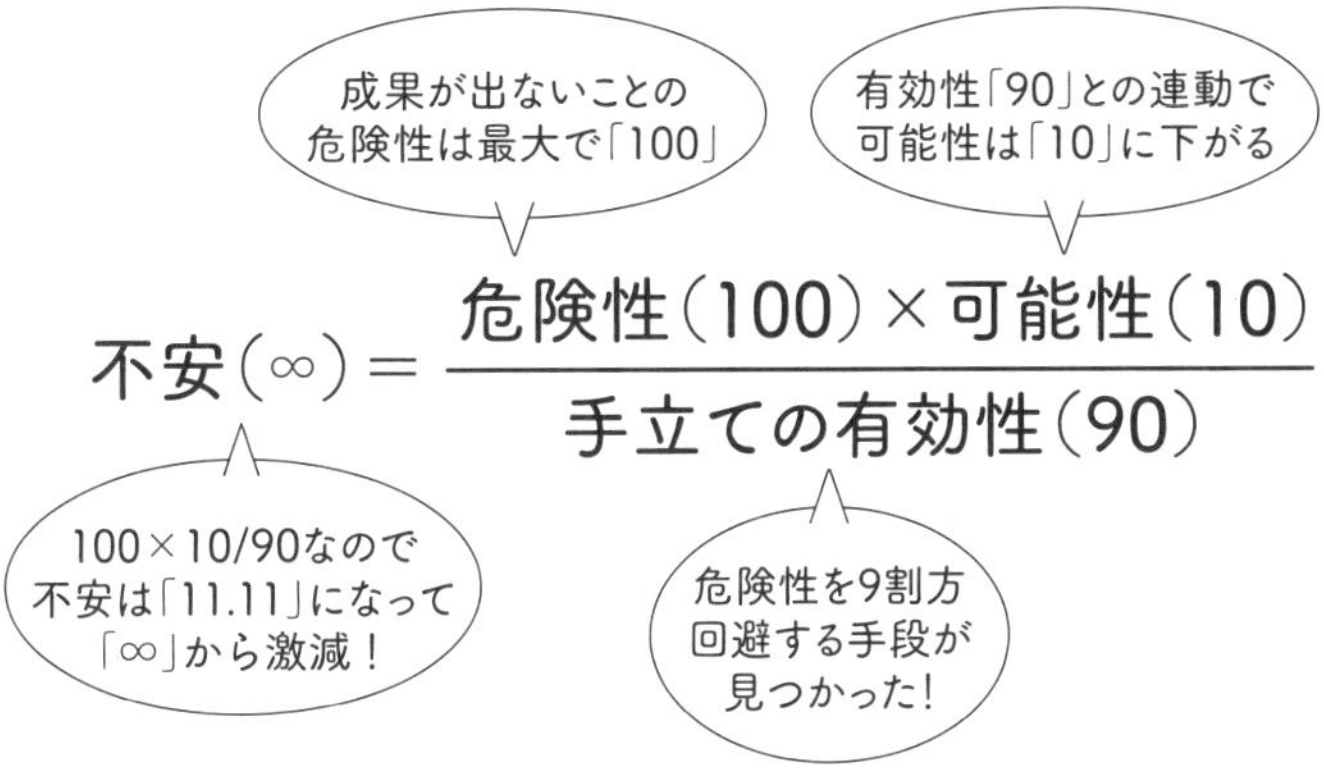

手立てを見つけるいい方法は「望ましい結果を出した人に学ぶ」こと、つまり観察学習です。そこで私は「同じ経験や立場を経て心理学者として生き残っている人」が何をしてきたのか学び、さらにインターネットでさまざまなデータを集めました。現代社会は情報社会です。その気になれば、有益な情報はいくらでも手に入ります。

詳細は省きますが、最強最悪が本当にならない「5％」の可能性を10％、20％…さらには90％にする手段が見つかり、実行しました。そうすると、それに応じて手立ての有効性も体感的には「90」まで上がり、私の価値観がもたらす「心理学者として死んでしまう」という不安、つまり最強最悪の可能性は僅か「11あまり」になりました（図D）。

結局のところ、不安は「0」にはなりませんでしたが、それは私にとっては狼狽えずに発見した手段に集中できる程度の不安でした。こうして私は自分の不安をごまかすための「仕事をしているフリ」を続けるという儀式的な行為に縛りつけられた日々から卒業できたのです。

手立てを実行すれば可能性も変わる

このように合理的な手立てに目を向けることで分母が大きくなります。さらに、手立てを実行する中で最強最悪が本当になる可能性は徐々に小さくなります。

私の場合は本書を執筆している今現在でも、いまだに最強最悪の可能性は「0％」ではありません。どう見ても「10％」は残っています。しかし、分母が「0」ではないので、私の心配は「無限大（∞）」にはなりません。私にとっては、ほどよい危機感のレベルにあるといえるでしょう。

自分の意志でワーカホリック型プチ強迫性障害そのものは続けていますが、「仕事のフリをした儀式」に追われることはだいぶ減りました。そのおかげでこの本も書けています。
このように、有効な手立てが見つかるのであれば、価値観のリストラは必須ではありません。価値観を見直すという作業は、時に辛いこともありますし、下手に見直すと生きる意味を見失うこともあります。最強最悪の事態は、避ける手立てがないから怖いのです。しかし、避ける手立てがあるなら、価値観がどうであれ怖がる必要はありません。あなたの価値観を大切にしてください。

⑤マインドフルネスのススメ（心の習慣⑥）

強迫性障害からの卒業は〝強迫行為〟をしなくなること。そのための心の習慣②から⑤までを見てきましたが、いずれも価値観を見直したり、方程式をもとに考えたりと、かなり頭と心を使う習慣が続いたかと思います。

頭の使い方も心の使い方も、慣れればそこまで疲れるものではありません。ただ、慣れるまではなかなか難しいことに見えたかもしれません。そこで、ここからは比較的簡単で楽にできる方法を紹介したいと思います。

マインドフルネスは意外と簡単

まず、心理学では「マインドフルネス」と呼ばれている方法論を紹介しましょう。マインドフルネスとは「心（mind）が満ちている（ful）状態」です。

辞書的には「自分の身に今起きているさまざまな感覚に意識を集中させて、自分の感情・思考・感覚を冷静に認識して、現実を受け入れること」と説明されます。真逆の状態を表す言葉として、私はよく「忙しい」を紹介します。

「忙しい」は「忄（りっしんべん）＝心」が「亡くなる」と書きます。何かのミッションに集中してしまって、それ以外の事象に気づくことができない状態です。「忙しい」は、まさに心配払拭第一主義に囚われている強迫性障害そのものだと思いませんか？　そう、強迫性障害に陥ると「忙しい」のです。

実は、忙しくしているとその分だけ「嫌なこと」を考えずに済むというメリットがあります。たとえば、失恋した直後にあえて「忙しく」している人っていますよね。忙しくすることで辛い現実から逃げられるのです。

嫌な「現実」から逃げられる…だから「強迫性障害で忙しい！」を続けてしまうのです。これは、ある意味では素敵なことです。現実とは、時に容赦なく私たちを傷つけるものですから。

ただ、その実態は強迫観念と強迫行為で「忙しく」しているだけです。もちろん、強迫観念と強迫行為に価値を見いだすのであれば、この「忙しい」は素晴らしいこと。存分に強迫性障害を楽しんでください。

この世とあなたは、ただ存在するだけで素敵であると知るべし。

でも、現実は嫌なことだけではありません。良いこともたくさんあります。喉が渇いた時に冷たい水を飲む清々しさ、お腹が空いた時のご飯の美味しさ、気の置けない仲間と過ごす心地良さ…。特に私たちは尊敬できる人や愛情の対象になる誰かと過ごすことで幸せホルモンといわれているオキシトシンが分泌されるように作られています。

そうです。現実の世界には私たちを心地良くしてくれることもたくさんあるのです。強迫性障害で忙しくしてしまうと、心地良くしてくれる現実との間に「心の距離」が生まれてしまいます。強迫性障害は私たちを「素敵な現実」から遠ざけるものでもあるのです。

もし、強迫性障害を続けることに少しでも疑問を持つなら、亡くした心を取り戻しましょう。そして、あなたを心地良くする「素敵な現実」とともに過ごしましょう。

方法は簡単です。強迫観念に気づいた時に「何もしない」、そして「強迫観念に出会ってしまった」という事実と向き合う、ただこれだけです。

たとえば「これは〝強迫観念〟だ…」「この不安は〝強迫観念〟が作り出しているだけだ…」と、強迫観念とともに佇んでみてください。

たったこれだけのことなのですが、しばらく何もせずに「事実」と向き合い続けてみましょう。そうすると、すごいことが起こります。それは「強迫観念」に伴う心配や不安が徐々に抜けていくのです。これは心理学では「脱感作《だつかんさ》」と呼ばれる現象です。

もちろん、これを行うためには「強迫観念が、強迫観念に過ぎない」ことを確認しておく必要がありますので、これまで紹介してきた心の習慣がまったく不要なわけではありません。しかし、難しく考える必要はありません。「強迫観念に従わなくても大丈夫」とだけ確認できればいいのです。

上手な諦め

そして、「〝強迫観念〟に怯えている私がいる…」という現実とも一緒に佇んでください。どんな自分であれ、自分を嫌がると私たちは行動せざるを得なくなります。「嫌」はウマの脳を強く刺激するものです。そうすると、私たちは激しく行動に駆り立てられるのです。

そこで、「〇〇な私がいる…」と、「私」を嫌がらずに佇みましょう。それだけで「強迫行為」をしなくなるあなたにたどり着くことができます。

自分の何かを嫌がらずに佇む…。これは言い換えれば「諦め」です。「諦め」と言うとあなたは悪いイメージを持つでしょうか？

「諦め」は悪いものではありません。「諦め」は私たちを「こだわり」から解放してくれるものです。私たちの心を「忙しい」に駆り立てていた何かから自由にしてくれます。そして、現実の「素敵な何か」に心を向かわせてくれます。

このような諦めを、心理学では「上手な諦め」と呼んでいます。実は**「上手な諦め」は自己肯定感を高める最高メソッドの一つ**でもあります。

上手な諦めのメリットはこれだけではありません。強迫性障害をなかなか卒業できない理由の一つは、「強迫行為をしているから大丈夫」という信念がどんどん強化されていくことです。そのため、「強迫行為をしなくても問題ない」と気づくチャンスを逃してしまっているのです。

上手に諦めて「強迫観念が私の脳裏をよぎっている…」と、何もせずに佇んで強迫行為をやめてみましょう。「強迫行為を実行しても、実行しなくても、何も変わらなかった…」と気づくことができるようになると、強迫性障害との最適な距離感の取り方に気づくことができるようになるものなのです。

⑥体を動かす（心の習慣⑦）

強迫性障害は心理学的な現象なのに、体を動かす習慣…というとなんだか変な感じがするかもしれませんね。しかし、強迫観念は「脳が作り出す出来事」です。そして、あまり意識されることはないかもしれませんが、脳を働かせるにはエネルギーが必要です。

実は脳が使っているエネルギーはかなり膨大なものです。私たちの基礎代謝（生命活動の維持に必要なエネルギー）の約20％は脳が使っています。脳は体重のおよそ2％程度しかありません。その脳が20％ものエネルギーを使っているのです。脳は莫大なエネルギーを消費する贅沢な器官なのです。

莫大なエネルギーが必要なのであれば、理論上はエネルギーを不足させることで脳の働きを必要最低限に抑えることができるはずです。

つまり、それなりに激しい運動でエネルギーを消費できれば、強迫観念の生成に回すエネルギーが少なくなります。

軽い運動だけでも効果あり！

実際、強迫性障害が長引いている人の多くは、運動をしない傾向にあるといわれています。思い切って運動をしてみるのはいかがでしょうか？

また、運動の習慣がない人は、いきなり激しい運動をすると逆に体に悪いとされています。このことが運動へのハードルになっている人も少なくありません。ただ、脳のエネルギーを制限するほどの強度な運動ではなくても、強迫観念を減らす効果があります。

実は、軽い運動だけでもマインドフルネスの効果は高いのです。体を動かすと刺激になります。この刺激がもたらす感覚が、私たちの意識を満たします。すると、強迫観念のような侵入的な思考が浮かんでも、意識が強迫観念に向きにくくなります。

実は**脳内で強迫観念が発生したとしても、それに意識を向けなければ心配が暴走することはありません**。また、心理療法では強迫観念は「出来事」として扱いますが、脳内で発生しただけのヴァーチャルなものですし、時間が経てば消えてしまう出来事です。したがって、発生した時に気づかなかったら「なかったこと」になるのです。

なので、必ずしも激しい運動でなくても構いません。ウォーキングやストレッチなど負担が少ないことから始めればいいのです。体を動かすことで生まれる刺激があなたの心を満たせばそれで十分です。これだけで、強迫観念と自然に距離を取ることができて、「強迫行為をしていないけど、何も問題ない」という事実に気づくことができるようになるでしょう。

おわりに

本書を最後までお読みくださってありがとうございます。ここまでお読みいただいて、いかがだったでしょうか。いずれ、あなたの感想や印象を教えていただける機会があれば幸いです。学びは救いです。また、ご一緒に学びましょう。

さて、紹介してきた通り、診断レベルの強迫性障害は生活を脅かすリスクがあります。診断未満のプチ強迫性障害であっても、時間や労力、さらに幸福感のロスは膨大なものです。人生をハッキングされると「自分の人生はなんだったんだ…」と後悔して絶望するしかありません。

そんなことにならないために、まずは強迫性障害の正体について解説しました。カウンセリングの中ではあまり説明しない、少々難解で専門的な事柄も紹介したので、頭が疲れたかもしれません。その中で、最後までお読みいただいて本当に嬉しいです。

最後までお読みくださったあなたには、強迫性障害は必ずしも治さなければならない「病気」ではないことはご理解いただけたのではないかと思っています。強迫性障害が「障害」になるのか、「素敵な習慣」になるのか、それは「価値観」が決めることです。価値観次第では、強迫性障害は病気どころか「長所」でもあります。付き合い方を工夫して苦しくないレベルにコントロールできれば、プチ強迫性障害こそが幸せをもたらす…そんな可能性もあるのです。

そのため、必ずしも強迫性障害を卒業していただきたいわけではありません。むしろ、「自分は病気かもしれない！」という心配を払拭するために「何が何でも治さなければ！」と焦ってしまうとしたら、これこそ強迫観念です。「病気」などと気にせずに、強迫性障害は自分にとってどういう存在なのか――ここに気づいていただければ幸いです。このことは、障害への気づきや理解を超えて、あなた自身への、そして「人という存在」への気づきや理解となることでしょう。

強迫性障害を続けるにしても、〝卒業〟するにしても、「これが自分の生き方だ」と「納得」して生きていただきたいというのが私の願いです。大事なことはあなたの価値観に気づき、自分自身の価値観に納得することです。本書が少しでもあなたの「納得」のお役に立てたなら光栄です。

私はみなさまが幸せになれる心の使い方を見つけていただく手助けはできないものかと

いう思いから心理学者になりました。学者になってすでに四半世紀が過ぎましたが、まだまだ道半ば。これからやらなければいけないことは山のように残っています。ただ、そんな未熟な私がしたためた本書をあなたが読み切ってくださったのだとしたら、それはとても嬉しいことです。そして、本書があなたの幸せのために、あるいはあなたの周りの方が幸せになるために少しでも役立つならば、さらに嬉しく思います。

どのような価値観であっても、どのような生き方であっても、どうかそれがあなたの幸せにつながるものでありますように。

二〇二一年十二月

杉山崇

主な参考文献

伊藤絵美『事例で学ぶ認知行動療法』（誠信書房／2008年）
丹野義彦『認知行動療法の臨床ワークショップ　サルコフスキスとバーチウッドの面接技法』（金子書房／2002年）
ポール・サルコフスキス著／小堀修ほか訳『強迫性障害への認知行動療法　講義とワークショップで身につけるアートとサイエンス』（星和書店／2011年）
松本俊彦『世界一やさしい依存症入門　やめられないのは誰かのせい？』（河出書房新社／2021年）

杉浦義典・丹野 義彦（1998）「大学生における非機能的な思考体験の因子分析による分類―強迫観念と自動思考の弁別」（「性格心理学研究」7巻1号、51-53）
Rodriguez, C.I., et al.（2013）Prevalence and correlates of difficulty discarding: Results from a national sample of the U.S. population. Journal of Nervous and Mental Disease, 201, 795-801.
Millon，T，(1969 Modern Psychopathology:A biosocial apreach to maladaptive learningand functioning．Philadelphia：Saunders．
Cloninger.C.R.,(1997)A Psychobiologcal Model of Personality and Psychopathology（「心身医学」37巻2号、91-102）
Chen.C., et al.(1999) Population Migration and the Variation of Dopamine D4 Receptor (DRD4) Allele Frequencies Around the Globe,Evolution and Human Behavior,20(5),309-324.
地引逸亀（2010）「近赤外線酸素モニターによるCOMT多型と前頭葉機能の関連」（「科学研究費補助金研究成果報告書」課題番号18591314）

杉山崇（すぎやま たかし）

心理学者。神奈川大学人間科学部教授・大学院人間科学研究科委員長。同大学心理相談センター所長。臨床心理士。公認心理師。キャリア・コンサルティング技能士（1級）。1970年生まれ。学習院大学大学院人文科学研究科にて心理学を専攻し、在学中から障害児教育や犯罪者矯正、職場のメンタルヘルス、子育て支援など、さまざまな心理系の職域を経験。幼稚園児から高齢者まであらゆる年代のあらゆる心の問題に立ち会ってきた。長野大学専任講師、山梨英和大学准教授などを経て、2013年から現職。現在は、脳科学と心理学を融合させた次世代型の心理療法の開発・研究を行っている。テレビなどでの心理学解説やコメンテーターとしても活躍する。近著に『事例で学ぶ 働く人へのカウンセリングと認知行動療法・対人関係療法』（金子書房）、『心理学でわかる発達障害「グレーゾーン」の子の保育』（誠信書房）、『いつまでも消えない怒りがなくなる許す練習』（あさ出版）、『マンガでわかる 心理学的に正しいモンスター社員の取扱説明書』（監修を担当、双葉社）など多数。

カバーイラスト　大塚砂織
装丁　妹尾善史
本文デザイン・DTP　ランドフィッシュ
校正・校閲　谷田和夫
企画・編集　菅間康二（双葉社）

精神《せいしん》科《か》医《い》が教えない

「プチ強迫性障害《きょうはくせいしょうがい》」という「幸《しあわ》せ」

気《き》になってやめられない「儀式《ぎしき》」がある人《ひと》の心理学《しんりがく》

2021年12月25日 第一刷発行

著　者　杉山崇《すぎやまたかし》

発行者　島野浩二

発行所　株式会社　双葉社

〒162-8540 東京都新宿区東五軒町3番28号

[電話] 03-5261-4818（営業） 03-5261-4835（編集）

http://www.futabasha.co.jp/

（双葉社の書籍・コミックが買えます）

印刷・製本　中央精版印刷株式会社

落丁・乱丁の場合は送料小社負担にてお取替えいたします。「製作部」宛にお送りください。ただし、古書店で購入したものについてはお取替えできません。
[電話]03-5261-4822（製作部）

本書のコピー、スキャン、デジタル化等の無断複製・転載は著作権法上での例外を除き禁じられています。本書を代行業者等の第三者に依頼してスキャンやデジタル化することは、たとえ個人や家庭内での利用でも著作権法違反です。

定価はカバーに表示してあります

ISBN978-4-575-31686-5 C0076